# Les déterminants de la riposte aux épidémies

**Collection « Sciences humaines et sociales Guinée »**
*Dirigée par Oumar Sivory Doumbouya et son équipe*

Une collection Sciences humaines et sociales… Serait-ce possible ? voilà une interrogation que sous-tend l'espoir, un espoir longtemps nourri ! l'espoir de voir enfin une Guinée dont les filles et les fils se projettent dans un avenir prometteur, bien outillés et ce, grâce à la quête active de la connaissance et de l'érudition. Nous cherchons à répondre à une série de questionnements par l'intermédiaire de publications académiques qui traitent des sciences humaines et sociales : l'histoire, la géographie, la sociologie, l'anthropologie, le journalisme, l'économie, le droit, la psychologie et les sciences politiques.

**Parus dans la même collection** :

Kassim KEÏTA, *Mandiana. La terre, les hommes*, 2020.

Kassim KEÏTA, *Chroniques du Wassolonet du Mandën*, 2020.

Oumar Sivory DOUMBOUYA, *A l'école de la vie. Un sociologue dans l'atelier*, 2020.

Jean-René CAMARA, *Masques et danses Baga à travers D'mba*, 2020.

Dr Sakoba KEÏTA

# Les déterminants de la riposte aux épidémies

L'Harmattan

**Du même Auteur**

Ma Lutte Contre Ébola en République de Guinée


**5-7, rue de l'École-Polytechnique, 75005 Paris**

http://www.editions-harmattan.fr

ISBN : 978-2-343-24494-5
EAN : 9782343244945

# Le pourquoi du livre

Parlant des raisons qui m'ont motivé à écrire ce livre, je commencerai à citer L'Harmattan-Guinée, et son Directeur, M. Sansy Kaba Diakité, qui m'a donné goût à l'écriture, à travers mon premier livre, « *Ma lutte contre Ébola* », dont la sortie fut couronnée de succès en Avril 2021. Grâce à cette maison d'édition, j'ai pu témoigner de mon expérience et de ma gestion des épidémies en Guinée, durant toute ma carrière. Ce premier livre a été une sorte de déclencheur pour poursuivre cette aventure, me motivant à la rédaction de ce deuxième ouvrage, plus centré sur les déterminants de la gestion de la riposte en République de Guinée.

D'autres raisons fondamentales, d'ordre personnel et professionnel m'ont également poussé à porter ce projet d'écriture.

Je voulais avant tout, faire un récit de mon expérience et de mon appréhension de la gestion des situations d'urgence épidémiques dans notre cher pays, mais aussi répondre aux nombreuses sollicitations émises par de jeunes cadres de l'Agence Nationale de Sécurité Sanitaire (ANSS) et d'autres, travaillant dans notre système de santé à travers le pays, désireux que je rédige un livre technique sur les principaux piliers de la riposte contre les épidémies. C'est pour cela que j'ai jugé nécessaire de m'atteler, pendant qu'il est encore temps, à cette tâche qui s'articule autour de ma vision des différentes crises sanitaires ; des forces et des faiblesses de mes nombreuses luttes ; des leçons en à tirer et des conseils à donner aux futures générations en matière de gestion des urgences épidémiques.

À titre plus personnel, j'ai ressenti comme une obligation morale vis-à-vis de cette nouvelle génération de médecins qui me témoignent une grande admiration et un respect sans faille. Nombreux sont également des professeurs et des élites Guinéennes dont le comportement m'a beaucoup marqué. Leur investissement personnel, leur dévouement, leur gestion de nos services de santé et leurs soucis pour l'amélioration de l'état de santé de nos populations ne m'ont pas laissé indifférent. En définitive, j'ai décidé pour ces jeunes, qui voient en moi une référence, en raison de mon engagement et de mon sens de la responsabilité, qu'il était temps d'écrire un livre pour leur dire qu'il s'agit là d'un combat de longue haleine. Et qu'il y a toujours des choses positives et négatives dans toute activité Humaine. L'homme doit toujours s'attendre à des échecs et à des succès dans tous les combats qu'il mène. Il n'est point de travail Humain qui puisse atteindre la perfection mais que l'on doit voir derrière chaque échec, une leçon importante, une expérience pour l'avenir. Leur dire que l'homme doit se remettre en cause en permanence pour voir ses imperfections et les corriger. Ce que nous avons connu comme luttes pendant les années antérieures (*rougeole, méningite, choléra, etc.*) n'ont presque pas servi pendant la lutte contre Ébola. Ébola est venu avec des caractéristiques nouvelles dont on ignorait tout.

Lorsque, la Covid-19 a été détectée en 2020, nous nous sentions forts de notre expérience d'Ébola. Nous pensions être outillés pour faire face à cette pandémie et, de ce fait, pouvoir la contrôler en trois mois. Nous étions confiants et galvanisés par nos acquis du passé. Mais malheureusement, nous avons vite compris que cette maladie était elle-aussi venue avec des caractéristiques nouvelles, qui allaient même défier les systèmes de santé du monde entier.

À travers ces exemples, je voudrais souligner qu'une méthode de lutte ou de riposte n'est jamais acquise d'emblée. Nous sommes devant un monde que nous connaissons à peine, en constante évolution, d'où peut survenir des événements qui échappent à notre discernement. Le changement climatique occasionne la naissance de nouveaux germes inconnus avec des caractéristiques différentes auxquelles on ne peut appliquer ni les dispositions d'Ébola ni celles de la Covid-19. Sans cesse, il nous faudra mettre en place de nouvelles dispositions. J'exhorte ainsi ces jeunes à développer un esprit d'innovation et d'adaptation. Voilà un des conseils que j'essaie de leur donner dans ce deuxième livre.

Mais pour pouvoir innover, il faut avoir au préalable une base. Il faut avoir beaucoup lu et savoir se référer à des luttes qui ont été menées jadis. Cette synthèse facilitera l'identification correcte des problèmes en vue de trouver des solutions appropriées. Car il n'y a pas de problème sans solution.

En 2013, lorsque je suis parti à la Mecque pour le pèlerinage, j'ai rencontré un de nos Ministres qui m'a dit ceci : « *à chaque fois que vous avez un problème, il faut faire deux rakats et ensuite aller se coucher. D'ici le lendemain, vous trouverez sûrement une solution. Parfois, on a juste besoin du temps et de la réflexion face à certains problèmes. Les solutions sont souvent à portée de main* ». Lorsqu'on est préoccupé par quelque chose, au lieu de s'agiter pour rien, il faut prendre un bon temps de réflexion afin de trouver la porte de sortie. C'est ainsi que j'ai toujours fonctionné. Je garde ma sérénité face à des situations préoccupantes.

Au travers de ce livre, j'aimerai également dire aux jeunes, que l'on ne doit pas être toujours dépendant, que parfois la solution se trouve auprès d'eux-mêmes, juste à leurs pieds. Il leur appartient d'adopter la bonne posture pour la découvrir. Quand il y a une situation qui se pose, il faut l'analyser avec attention. Certes, il n'est pas exclu de consulter les autres. Il est vrai que nous pouvons raffiner notre démarche et formuler de nouvelles hypothèses pouvant sûrement aboutir au résultat recherché mais il faut prendre les diverses contributions avec circonspection.

Souvent, le copier-coller ne marche pas et c'est le terrain qui commande, comme on a l'habitude de le dire.

Pour résumer, l'écriture de ce livre est dans le but d'inculquer l'esprit d'analyse et d'autonomie aux jeunes générations. Elles doivent savoir qu'il n'y a pas de solution parfaite à une situation de riposte et que tout ce qu'on va leur donner maintenant en termes de stratégies reste relatif. Je mets à leur disposition ces différents piliers de riposte, à titre indicatif. Ce sont juste des directives à suivre et non des fins en soi. Il peut y avoir de nouveaux piliers. À défaut, ils peuvent y apporter des réformes pour des besoins d'efficacité dans la riposte contre les futures épidémies. Parce qu'il y en aura toujours.

Je tiens à souligner ici que ce livre, avant de toucher les autres pans de la société, s'adresse principalement aux acteurs de la riposte. Et quand je parle d'acteurs de la riposte, je fais allusion aux agents de santé, mais aussi aux socio-anthropologues qui jouent un rôle majeur dans ladite riposte. D'un point de vue plus large, il s'adresse aussi aux ressortissants qui s'engagent dans le développement communautaire de leur localité respective. Par exemple, dans le chapitre du livre dédié à la mobilisation sociale, l'on comprendra aisément que ce livre s'adresse aussi aux guérisseurs traditionnels.

Ce livre est également dédié aux étudiants inscrits en médecine (surtout à ces étudiants-là). C'est eux qui devront faire preuve de leadership pour mobiliser les autres acteurs de la société. Il est également dédié aux décideurs Nationaux (Gouvernants), aux partenaires techniques et financiers (PTF) et aux ONG Nationales et Internationales car, il a été constaté durant les deux dernières grandes ripostes aux épidémies d'Ébola et de la Covid-19 en Guinée et aussi sur le plan International des menaces à nos activités de riposte qui, non seulement freinent le contrôle des épidémies, augmentent son coût et ternissent l'image des agents de riposte. Ces menaces ont été décrites dans le présent ouvrage dans les chapitres des émotions et des opportunistes. L'épidémie est d'abord médicale avant d'être plurielle. Donc, ce sont les agents de santé qui doivent être les fers de lance dans ces différentes luttes. Ils doivent être les capitaines pour mettre en branle le reste de l'équipage qu'est la société.

En effet, pour qu'ils puissent gagner ce pari, il leur faut impérativement le concours des autres secteurs de la société, notamment l'administration, l'environnement, la société civile, pour ne citer que ceux-là. C'est grâce à leur appui, qu'on a pu gagner le combat contre Ébola et maintenant contre la Covid-19. Leur apport reste inestimable et leur implication indispensable.

Voici, les principales raisons qui m'ont poussé à reprendre l'écriture. Vu que je prends de l'âge, je me suis dit qu'il n'est pas question de retarder les choses, avant qu'il ne soit trop tard. J'essaie donc, à travers ce livre, autant que possible, de déjouer le piège dans lequel les vieillards africains tombent souvent selon Amadou Hampaté Bâ : « *En Afrique, quand un vieillard meurt, c'est une bibliothèque qui brûle* ». Évidemment, je voudrais, par le biais de ce témoignage, éviter les « *il aurait dû* ! ». Certes, on ne pourra jamais tout dire mais j'essaie-là de dire l'essentiel dans l'espoir que cela puisse servir aux jeunes d'aujourd'hui et de demain.

Dans cet ouvrage, je voudrais parler des piliers de la gestion de la riposte aux épidémies et en fonction non seulement des orientations que j'ai reçues de l'OMS mais aussi à partir des expériences propres que j'ai vécues durant mes trois décennies de riposte contre les épidémies. Nous avons certains nouveaux piliers de l'OMS dont je n'ai pas fait cas dans cet ouvrage parce que n'ayant pas été mis en œuvre durant nos activités de riposte parce qu'il s'agit d'initiatives nouvelles. Ils seront expérimentés au fur et à mesure pour en faire bon usage.

Cet ouvrage a pour but de tirer des leçons des différentes ripostes auxquelles nous avons pris part contre les épidémies afin de les capitaliser et entrevoir des perspectives de solutions aux difficultés rencontrées, d'asseoir notre propre opinion sur la façon d'améliorer la riposte et de la rendre beaucoup plus efficace.

Dans cet ouvrage, nous allons aborder les principaux piliers utilisés couramment lors des ripostes à savoir :

— *la Surveillance, le Laboratoire, la Prise en Charge, la Prévention, la Mobilisation Sociale et la Participation Communautaire, la Logistique, la Coordination, la Recherche et la Mobilisation des Ressources.*

Nous avons jugé nécessaire d'aborder deux autres chapitres que nous avons considérés comme des menaces à la réussite de la riposte car, ils freinent la mise en œuvre des piliers ci-dessus mentionnés. Ce sont :

— *les aspects émotionnels et les opportunistes.*

Quant aux piliers relatifs à l'abus sexuel et l'aspect psychosocial, ils n'ont pas fait l'objet de récit dans cet ouvrage car, leur mise en œuvre est très récente en Guinée. Il n'est pas exclu que nous les abordions dans nos prochaines publications.

# PILIER I

# La Surveillance

Je commence ce second livre axé sur les déterminants de la gestion de la riposte contre les épidémies par son premier pilier, appelé communément la surveillance. Je déclinerai au total 10 piliers dans le cadre de la gestion d'une riposte. Récemment, l'Organisation Mondiale de la Santé (OMS) a revu ces piliers pour en établir finalement 12. Mais je préfère intégrer certains piliers qui se complètent, au lieu de les traiter séparément. Commençons par le premier pilier qui est le socle même de notre système de santé : la surveillance.

Pour des besoins de compréhension, il convient de définir la surveillance comme l'action de collecter systématiquement des données épidémiologiques, de les analyser, de déterminer les tendances des différentes maladies et parfois d'événements inconnus et d'enclencher une action d'investigation, s'il y a une augmentation. Si cette augmentation est jugée anormale ou inhabituelle, on cherchera à en connaître l'origine ou la cause, avec l'appui du laboratoire afin que les principes mêmes de la surveillance soient respectés. C'est par cet exercice qu'on peut déclarer une épidémie, soit l'augmentation inhabituelle d'une maladie qui peut atteindre un grand nombre de personnes, en un temps record.

Cette surveillance a connu quatre grandes étapes en République de Guinée.

— La première étape a eu lieu depuis l'époque de l'Indépendance de notre Pays. Nous l'avions mise en place avec les moyens de bord d'alors. Il y avait des programmes de lutte contre certaines endémies telles que la tuberculose et la lèpre. Il y avait aussi un service qui s'occupait de la Santé Maternelle et Enfantine et qui était le service en charge de la vaccination. Ce système de surveillance était parcellaire, parce qu'uniquement basé sur les différents programmes qui évoluaient dans notre pays.

Cette approche de la surveillance a continué pendant une période très longue, qui n'a pris fin qu'en 2001. À cette époque, nous avions très peu de moyens de transmission des données, ni d'informatique pour l'analyse des données. La plupart des traitements de données se faisait de façon manuelle, les courriers par rapport auxdites données étaient transmis au niveau supérieur à travers les marchés hebdomadaires, parfois à vélo ou même à pied. La détection des épidémies à cette époque était en déphasage avec le temps. Au moment où le niveau supérieur, qui avait la capacité d'analyse, se rendait compte de l'apparition d'une épidémie, beaucoup de temps s'était écoulé avec bien souvent, plusieurs cas de mort déjà enregistrés. Cette époque était aussi caractérisée par l'insuffisance de ressources Humaines qualifiées dans l'analyse, le traitement et la sauvegarde dans les bases de données. Pour exemple, lors d'une épidémie de méningite cérébro-spinale à Kankan, en 1993, durant une séance de synthèse, aucun participant n'a pu citer le seuil épidémique de la méningite. Nous avons dû solliciter les services de Médecins Sans frontière France pour obtenir cette information, afin de prendre les mesures de riposte adéquates. Pour toutes ces raisons, vous ne trouverez nulle-part des archives de ces données, conservées dans notre pays aujourd'hui. Je qualifie cette époque « de période sombre » de la surveillance en Guinée.

— La deuxième période commence à partir de 2001. C'est à ce moment que l'OMS, après une évaluation du système de Santé de la République de Guinée, principalement dans son volet surveillance, a proposé à notre Pays d'introduire la Surveillance intégrée de la maladie et de la riposte (SIMR)[1]. Ce document est le guide de la surveillance dans notre Pays. Il a été enseigné aux différents niveaux de la pyramide sanitaire, notamment les centres de santé, les directions préfectorales de la santé, les directions régionales jusqu'au niveau central. À la différence de la période ancienne, il a permis d'introduire une approche intégrée de la surveillance en Guinée. Depuis, la surveillance s'est organisée et nos délais de détection des épidémies se sont considérablement améliorés par rapport aux temps passés.

Toutefois, cette période a aussi connu certaines insuffisances. La première insuffisance était due aux moyens de communication VHS qui n'étaient pas disponibles sur l'ensemble du territoire et qui tombaient, par moment, en panne ou avaient des difficultés techniques, retardant la transmission. Mais, vers la fin de cette période, en 2008, la téléphonie mobile a été introduite dans notre système de transmission des données. Grâce à l'appui de l'OMS, des flottes téléphoniques ont été mises en place, améliorant ainsi la communication.

Chemin faisant, nous avons assisté quelques temps après à l'avènement d'Internet en République de Guinée. Nous avions alors instauré un système de formation de nos acteurs, des agents de santé des différents niveaux à l'utilisation d'Internet et à la transmission électronique. Ce progrès technologique a nettement amélioré la transmission des données.

Dès lors, nous avons pu détecter un grand nombre d'épidémies, de Rougeole, de Méningite, de Fièvre Jaune, de Choléra, qui ont été gérées avec de bons résultats. Cette avancée des nouvelles technologies de communication, nous ont permis de contrôler toutes ces maladies. Dans l'intervalle de 2001 à 2014, nous avons fait face à quatre épidémies. Et dans la foulée, nous avons mené une grande

---

[1] IDSR en abrégé, en anglais.

campagne suite à une étude épidémiologique de modèle mathématique, organisée par l'OMS, à l'issue de laquelle, il avait été constaté que 25 des préfectures en Guinée sur les 33 étaient à haut risque de survenue de la fièvre jaune. C'est alors, que nous avons organisé une grande campagne d'anticipation qui nous a alors permis de vacciner 6 millions et demi de Guinéens en 2010.

— Ensuite, est venue la troisième phase, celle de 2014. Il faut reconnaître que la maladie à virus Ébola détectée alors, a marqué un tournant majeur dans notre système de surveillance. Selon les investigations, la maladie serait survenue en mi-Décembre 2013. Mais à cause des insuffisances de notre système de surveillance, nous n'avons pu identifier la maladie Ébola qu'en Mars 2014, suite au décès tragique d'un de nos médecins très célèbre, alors Directeur de l'Hôpital de Macenta dont les obsèques avaient connu beaucoup d'affluence. Fort malheureusement, suite à ces obsèques, il y a eu une diffusion à large échelle de cette maladie. La préfecture de Gueckédou, plus précisément dans le village de Wiliamdou avait déjà notifié un grand nombre de cas de décès. Mais comme cette maladie entrait pour la première fois en Guinée, il n'était pas étonnant, qu'elle soit méconnue de notre système de santé. Nous pensions alors qu'il s'agissait d'une maladie de l'Afrique Centrale. Et à cause de la faiblesse de notre système de surveillance, ces faits sont passés inaperçus. Pourtant face à l'augmentation inhabituelle du taux de décès, nous aurions dû être avisés à temps et prendre des dispositions en conséquence. Au lieu de cela, il a fallu trois mois et demi, pour faire le diagnostic définitif. Je considère cette période comme un moment de très grande faiblesse de notre système de santé qui a conduit à l'éclosion et à la propagation rapide d'Ébola dans notre pays.

Depuis, nous avons continué à renforcer notre système de surveillance. Il y a eu des formations en personnel, des renforcements en équipement de transmission de données et de traitement des données. Il y a eu également des logiciels d'application qui ont été mis en place et qui ont facilité le traitement des données. Ces logiciels nous ont permis de croiser nos données, pour éviter notamment que des cas cachés passent inaperçus. Nous avons utilisé, au début de l'épidémie Ébola, Excel et traité nos données dans EPI Info. Nous avons également utilisé des logiciels de cartographie comme Mapp. Aujourd'hui, nous utilisons un logiciel National appelé "DHIS2" qui traite toutes nos données tout en incorporant la cartographie.

Cette première épidémie d'Ébola a duré deux ans. Vers sa fin, nous avons fait une revue post-épidémie pour identifier les faiblesses de notre système de surveillance et voir comment le renforcer.

— Le quatrième point est caractérisé par la période post-Ébola, de 2016 à nos jours. Cette période a bénéficié de beaucoup d'investissements en matière de ressources Humaines, formées en matière de logistiques (informatiques), en matière d'introduction aux nouvelles technologies (tablettes, téléphones), nous permettant de gagner en temps et en rapidité sur la transmission des données, sur l'analyse et même sur notre réactivité.

Si nous comparons aujourd'hui, les deux épidémies d'Ébola, entre celle de 2016, et celle plus récente, déclarée le 14 Février dernier, dont nous venons de fêter la fin, en ce jour honorable de 19 Juin, nous pouvons démontrer, que notre niveau de préparation, depuis la première épidémie d'Ébola, s'est significativement amélioré. Si nous avions mis trois mois et demi pour détecter Ébola en 2014, cette fois-ci, il nous a juste fallu deux semaines pour mettre en évidence la présence de l'épidémie de façon définitive. Si avec la première épidémie, nous avions dû envoyer les échantillons en France pour obtenir la confirmation, cette fois-ci suite à l'investissement en laboratoires en terre Guinéenne, la détection de l'épidémie a été confirmée en 48 heures. Cela a été notre premier succès.

— Le deuxième succès est dû à la promptitude de l'investigation menée, qui nous a permis de localiser les contacts et les contacts des contacts pour tracer le périmètre de l'épidémie. Puis en moins de deux semaines, la vaccination a commencé pour prévenir la propagation de la maladie. En résumé, si nous avons mis près de 2 années pour contrôler la maladie dans un premier temps, cette fois-ci, nous avons réalisé en 4 mois, le contrôle définitif de l'épidémie dont le premier épisode avait commencé en Février 2021, preuve des progrès réalisés, en matière de surveillance en Guinée.

Cependant, après moult analyses, nous avons constaté, pour être franc, que jusqu'à présent, il y a encore des faiblesses en matière de surveillance, plus précisément à partir des communautés. Des plateformes communautaires sont installées dans tous nos villages et quartiers, elles ont été programmées pour transmettre les données au niveau supérieur, outillées de téléphones. De plus, tous les centres de santé disposent d'ordinateurs permettant une transmission des données en temps réel. Mais force est de noter que ce système n'a pas marché à Nzérékoré, l'épidémie n'ayant été détectée qu'après mort d'hommes. Alors que justement, ce dispositif existe pour que les épidémies soient identifiées avant qu'elles ne fassent des morts. Nous avons perdu des agents de santé, précisément deux (2), parmi les 12 cas de morts enregistrés en Février dernier. Cela nous interpelle, sur le fait que ce système est à revoir, à cause notamment du mauvais fonctionnement du système communautaire de Nzérékoré, alors que ce fut une localité très touchée dans le passé par Ébola. Voilà l'un des défis que nous devons relever.

— Un autre défi dans la surveillance reste le renouvellement du personnel et l'actualisation de leurs connaissances. Actuellement, nous disposons d'un recours de formation visant à renforcer les capacités de nos agents de santé du niveau périphérique. Notre souhait est de diminuer l'action de l'Agence Nationale de Sécurité Sanitaire pour favoriser la prise de décision dès le niveau périphérique. Cette prise de décision devrait leur permettre d'analyser eux-mêmes leurs propres données, de prendre des initiatives plus précocement sans attendre le sauvetage du niveau central. Pour le moment, toutes ces grandes épidémies sont dirigées par l'ANSS. Certes ils participent au niveau opérationnel mais pas au niveau stratégique, où les prises de décision se font. Nous avons donc décidé d'institutionnaliser la formation de la surveillance au niveau de l'Institut de Perfectionnement du Personnel de Santé (IPPS) en révisant son programme de formation en y intégrant des modules de SIMR et des cours du Programme d'Appui à la Surveillance Intégrée à la Maladie (PASEI) qui est un programme Canadien du CCSD, débuté en 1998. Malheureusement, ce dernier a pris fin après 15 ans de mise en œuvre, en raison d'un contexte politique peu favorable mais aussi par manque de financement. Mais, il faut souligner que ce programme a laissé des traces indélébiles pour la formation du personnel de santé en cours d'emploi. Cette formation nous a permis d'augmenter nos capacités d'analyse en matière d'utilisation d'outils informatiques au niveau périphérique, ainsi qu'en matière d'introduction de la bio-statistique dans l'analyse de nos données, faisant que les choses sont ce qu'elles sont aujourd'hui.

— S'y ajoute l'épidémiologie de terrain dispensée par les Américains, grâce à l'appui du CDC qu'on appelle FETP. Cette formation a commencé après la première épidémie d'Ébola et continue encore de nos jours. Elle propose trois niveaux, avec une épidémiologie de terrain d'une durée de trois mois, un second de niveau avancé en neuf mois et un dernier de niveau universitaire après deux années, à l'extérieur, plus précisément à Ouagadougou. En effet, nous sommes en collaboration avec la faculté d'Ouagadougou, retenue pour la formation en maîtrise de l'épidémiologie de terrain organisée, financée par CDC. Six de nos agents ont terminé le cursus complet, et bientôt trois autres, dans les trois à quatre mois à venir. Cette formation a largement permis de rehausser le niveau d'analyse et la qualité de nos investigations au niveau de nos différentes préfectures, et principalement dans les régions.

— Voilà en somme, les différentes étapes qui ont construit le système de surveillance de notre pays avec les formations en cours.

À présent, *que doit-on en retenir* ? Aujourd'hui, la Guinée a en face d'elle, trois grandes épidémies. Nous avons la fièvre Lassa à Yomou, Ébola qui vient de finir à Nzérékoré et la Covid-19 qui a atteint pratiquement toutes les Préfectures du Pays, sauf une seule (Beyla) qui n'a pas encore détecté de cas pour le moment. La coexistence de plusieurs épidémies en même temps a exacerbé la problématique de la surveillance. La mobilisation du personnel à la fois sur la gestion de la Covid-19 dont la propagation est très rapide, la gestion d'Ébola d'un côté et de la fièvre Lassa de l'autre, s'est avérée être une tâche ardue. Nos agents de santé n'étaient pas préparés à gérer plusieurs épidémies de cette importance en simultané. Ceci constitue un défi majeur pour nous. Mais tout compte fait, on est en train de le faire, avec déjà une épidémie en moins. Restent *la fièvre Lassa* dont le nombre de cas n'est pas très considérable (*il ne nous reste que deux cas*) et la Covid-19.

— Rappelons, que la fièvre Lassa sévit principalement dans le Sud du Pays. Nous sommes au troisième épisode, avec un premier épisode en 2018 à Yomou, un second en 2019 à Kissidougou et cette année, à nouveau des cas à

Yomou, Nzérékoré et Beyla. Mais, selon les enquêtes sérologiques menées dans les préfectures frontalières de la Sierra Léone, et du Libéria principalement à partir de Faranah jusqu'à Yomou, sont des zones à haut risque de survenue de Lassa. Cette fièvre est endémique dans ces deux Pays qui sont frontaliers à la Guinée. La Guinée a de ce fait un site-sentinelle basé à Faranah qui permet de veiller à la survenue de cette maladie dans le Sud. Des enquêtes de Séroprévalence ont révélé que beaucoup de Guinéens, dans certains villages, ont déjà eu des contacts avec le virus Lassa jusqu'à 70 voire 75 % de la population, qui ont développé des anticorps contre la maladie. Nous pouvons donc supposer que la fièvre Lassa s'est introduite en Guinée depuis longtemps, ce qui a permis aux locaux de développer une certaine résistance contre cette maladie.

Avec l'apparition de ces multiples épidémies, la problématique de leur gestion s'est également multipliée et nous oblige à réfléchir sur des approches intégrées. Nous devons continuer à identifier nos lacunes au niveau communautaire. La capacité du niveau préfectoral doit être renforcée avec de nouvelles technologies introduites cette année, avec l'apparition du télétravail imposé par la pandémie de la Covid-19, comme la visioconférence, les formations en ligne, afin d'améliorer notre taux de détection précoce mais aussi mieux préparer les équipes de riposte en fonction des stratégies retenues. Nous devons augmenter nos capacités de riposte notamment avec des équipes de réserve prêtes à être enrôlées ou déployées, à tout instant, dans les zones en situation épidémique. Ce qui nous amène à devoir renforcer notre capacité logistique, qui a plusieurs reprises a fait défaut pour se projeter dans ces zones (se référer au chapitre consacré à la logistique).

— Il nous faut pouvoir collecter des données le plus exhaustivement possible. La stratégie d'approche communautaire choisie en Guinée a ses limites qui sont :

— Représentativité d'une (1) personne pour 500 personnes, les critères de sélection et la disponibilité de ces agents font que l'exhaustivité des données et leur transmission ne sont pas certaines. En conséquence, cette stratégie peut être transitoire à un modèle de collecte où chaque individu se sentirait responsable de sa santé à titre individuel et collectif. Nous ne pourrons pas avoir une surveillance de très haut niveau sans agir sur d'autres facteurs qui freinent la qualité de la surveillance. Je fais allusion, au niveau culturel, à l'alphabétisation, aux formations sur l'identification des maladies. Malgré une utilisation massive à travers les masses médias, avec l'appui de ces mêmes agents communautaires, il est regrettable de remarquer une certaine insuffisance dans la compréhension des communautés. Pour exemple, lors des précédentes épidémies, nous avions basé la transmission d'informations à partir de boites à image, pour aider à la collecte des données. Mais force est de dire que ces boites à image, distribuées en très grand nombre à l'époque, n'ont pas eu l'impact escompté, trop éloignées des habitudes culturelles pour nos populations.

— Un autre facteur impacte la surveillance, je veux parler des pesanteurs culturelles ; "Les Préjugés". Avec les préjugés, les maladies peuvent être très rapidement interprétées comme soit une punition Divine, soit comme un fait extérieur importé. Ils empêchent l'observation des mesures énoncées et banalisent les principaux symptômes de ces maladies. L'un des cas très récents fut celui des premières personnes atteintes d'Ébola qui pensaient que c'était une sanction Divine. Elles ont refusé d'aller dans un Service de Santé en espérant trouver des solutions locales à partir d'approches communautaires. Cette attitude génère parfois une certaine réticence entre nos Services de Santé et les malades. C'est le lieu pour moi de dénoncer cet état de fait parce qu'il constitue un important frein à la surveillance.

Ce qui est encore plus préoccupant, c'est que même certain personnel de santé ayant des maladies qu'ils n'arrivent pas à comprendre ont eux aussi souvent recours à ces services traditionnels. Cela explique également pourquoi les guérisseurs traditionnels ont payé un lourd tribut pendant les épidémies précédentes. Ils pensent avoir un don de Dieu qui leur permet de tout guérir. Certains qui ont tenté de soigner des cas de maladies dangereuses tel qu'Ébola se sont vus infectés et d'autres en ont succombé. La même chose est valable pour les marabouts qui font des talismans et formulent des incantations pour conjurer les mauvais sorts.

Je pense que nous devons prendre en compte cet aspect dans les formations futures, avec l'aide des socio-anthropologues et les épidémiologistes, pour que nous, agents de santé, nous puissions partager nos préoccupations, avant de recourir aux moyens destinés à la guérison de la maladie en question. Les guérisseurs traditionnels doivent être intégrés dans notre système de surveillance afin qu'ils puissent mieux collaborer avec nous dans la détection des premiers cas. Sinon, il faut reconnaître que la plupart des décès que nous enregistrons dans les premiers moments des épidémies ne nous honorent pas. J'ai insisté sur le cas d'Ébola mais même avec la Covid-19, c'est du pareil au même. Nous avons vu des gens à la télé qui préparaient des décoctions et qui disaient que celles-ci étaient susceptibles de soigner la Covid-19. Certains ont même prétendu qu'il s'agissait d'une toux sèche, qu'ils pouvaient soigner.

— En résumé, nous pouvons dire que le poids culturel pèse énormément sur nos stratégies de riposte. Il est temps d'en prendre conscience et de travailler avec les Socio-Anthropologues, les Communautés et les Leaders Religieux pour que nous puissions encore davantage renforcer notre plateforme *One-Heath* (une seule santé), installée dans les villages mais qui n'a pas fonctionné cette année. Il faudrait prendre en compte tout ce que je viens de noter pour palier à ces insuffisances constatées depuis la collecte au niveau communautaire jusqu'au traitement au niveau des centres de santé, sans oublier le mécanisme de supervision des plateformes. Il faudra veiller à leur fonctionnalité correcte. Il n'en reste pas moins qu'il faudra renforcer également le niveau des Directions Préfectorales de la Santé (DPS), afin que les programmes dont ils bénéficient puissent être intégrés au niveau périphérique. Il serait judicieux que le niveau central aussi puisse superviser, identifier et apporter tout l'appui nécessaire pour que ces systèmes de collecte et de transmission des données puissent fonctionner en temps réel afin de limiter la propagation des maladies en les détectant de façon précoce et en agissant avec des équipes de riposte sur le terrain.

— En termes de perspective, nous comptons introduire des nouvelles technologies dans la gestion des données et informatiser ces données au niveau périphérique. Actuellement, nous envisageons également de mettre en place des logiciels d'application au niveau des centres de santé qui permettent de détecter dès l'enregistrement des données les signes qui répondent aux maladies à potentiel épidémique. Bref, nous voulons améliorer le niveau de formation en renforçant les capacités et mettre en place des équipes de riposte pour contrecarrer d'éventuelles maladies. Quand je parle de surveillance, c'est principalement la formation, le renforcement des réseaux communautaires et l'introduction de nouvelles technologies pour mieux assurer la gestion des données.

Depuis 2008, j'ai occupé le poste de « Chef de division prévention et lutte contre la maladie » au niveau National. Mais bien avant ce poste, depuis 1981, j'étais impliqué dans la gestion des épidémies en tant que Médecin Chef chargé de la prévention. À ce poste, j'étais chargé de collecter des données et surtout de riposter contre les épidémies. Mais il faut reconnaître que la collecte des données était très rudimentaire à l'époque. Nous avions peu de moyens pour pouvoir agir à temps et même rassembler des données et faire des analyses en temps réel. J'ai connu cette période. La bonne période a commencé suite à ma nomination à la tête de la Division Prévention qui a coïncidé avec l'intégration de SIMR par l'OMS en Guinée. En 2008, nous avons fait une première révision. Comme c'était ma principale fonction, je me suis approprié ce logiciel et cette stratégie. Quand je regarde en arrière, je me dis que nous avons enregistré beaucoup de progrès par rapport au passé de la Guinée. Mais si je réfléchis à tout ce que nous espérons avoir et être, je me dis qu'il y a encore du chemin à faire ou des étapes à suivre qui dépendent de beaucoup de facteurs.

— Il y a le facteur des ressources humaines dont il faut améliorer la capacité.

— Nous avons le facteur logistique qu'il faut également améliorer en termes de traitement de données. Des logistiques au niveau des postes de santé pour la collecte et l'analyse des données en termes d'application qu'il faut mettre en place. Mais aussi améliorer l'accès à Internet au niveau de toute la pyramide sanitaire.

— Il y a un autre facteur très important à ne pas oublier, soit le financement de la surveillance parce qu'aujourd'hui le budget alloué à la surveillance n'est pas assez conséquent. Ce qui fait que parfois à cause de difficultés financières, l'investigation, la supervision et même les coûts Internet ne peuvent être pris en charge, impactant la transmission et des retards dans notre système. La Guinée seule ne pourra pas corriger tous ces points. Il faudra l'appui technique de certains partenaires spécialisés en la matière, comme l'OMS et CDC, qui sont en train de nous aider dans ce sens et dont nous saluons l'intervention.

— Il y a aussi l'Organisation Internationale pour les Migrations (OIM) qui intervient dans le cadre de la surveillance transfrontalière.

À présent, nous allons aborder deux sous-chapitres de la surveillance.

— Le Premier, c'est l'Investigation. En matière d'épidémiologie, l'investigation est une étape capitale, elle permet de confirmer ou d'infirmer l'existence d'une épidémie, d'identifier les cas cachés de la maladie et en même temps les localités touchées. C'est pourquoi l'investigation est si importante dans la gestion de l'épidémie. En plus de ces trois points susmentionnés, l'investigation est capable de faire la lumière sur les facteurs qui ont concouru à la survenue de l'épidémie. Elle permet également de nous donner la base de la planification de la riposte.

Par définition, on peut dire que l'investigation est l'activité qui consiste à mener des enquêtes sur des suspicions de cas d'une maladie. Son premier objectif est de pouvoir répondre aux questions suivantes :

— *S'agit-il d'une augmentation inhabituelle de cas, par conséquent, d'une épidémie ?*

— *Deuxièmement, y a-t-il des cas cachés, des cas supplémentaires qui n'ont pas été identifiés ?*

— *Troisièmement, quelles sont les localités infectées* ?

Puis, vient la détermination des facteurs qui ont conduit à l'éclosion de cette situation inhabituelle.

En épidémiologie, selon mes expériences, cette investigation ou enquête que nous menons pour déterminer la nature de la maladie consiste aussi à prélever des échantillons qu'on envoie au laboratoire afin de faire une observation. Le laboratoire a toujours le dernier mot. C'est lui qui définit la nature du germe qui a occasionné les types de maladies investiguées. Cette enquête nous met sur la voie de l'identification de la nature de la maladie, son ampleur, sa virulence et les facteurs déterminants de sa survenue. Elle permet de recueillir des données qui nous aident à planifier le processus de riposte.

En matière d'épidémie, avec des maladies à potentiel épidémique, il faut dire que chaque maladie correspond à un modèle d'investigation. La manière par laquelle l'on doit enquêter sur des cas suspects de Choléra est différente de la façon dont nous procédons pour identifier les cas de fièvre Jaune, encore moins des cas d'Ébola ou de fièvre Lassa. Donc, en Santé Publique, malgré les différentes orientations classiques que nous apprenons dans les cours d'épidémiologie et dans le guide SIMR de l'OMS, il faudra préparer les futurs étudiants et les jeunes médecins pratiquants à la spécificité en matière de préparation pour aller investiguer une maladie en fonction de ses caractéristiques. Qu'est-ce qui change dans les protocoles d'investigation ? En fonction de la nature de la maladie, il y a des étapes classiques qui sont spécifiques à des types de la maladie. En général, la partie spécifique dépend de la détermination du vecteur ayant contribué à la survenue de la maladie.

Dans le cadre de la fièvre Jaune par exemple, le vecteur principal qui transmet la maladie constitue les moustiques (aèdes Egypti). Donc, avec ce spécimen de moustique, il nous faut impliquer l'intervention des entomologistes dans l'investigation afin de déterminer un indicateur appelé indice de Breteau qui permet de savoir quelle sera la capacité de propagation de cette maladie en fonction du niveau de Breteau. Généralement, les jeunes médecins qui sortent de nos facultés, ne sont pas habitués ni à la capture des moustiques ni à déterminer le niveau de l'indice de propagation. Le protocole d'élaboration de cette enquête doit prendre en compte cette spécificité. La fièvre Lassa est provoquée par des souris, qui ont des mamelles ! Il nous faut donc apprendre à les capturer pour connaître le facteur d'origine, soit une autre façon d'enquêter. Quant au Choléra, c'est le facteur d'eau propre. On doit prendre des échantillons au niveau de l'approvisionnement en eau pour pouvoir évaluer le risque de propagation et prendre des mesures afin de contrecarrer ou de diminuer l'effet de ces vecteurs et cet environnement qui ont concouru à la survenue de la maladie.

Bref, chaque maladie a ses aspects qui concourent à sa survenue et favorisent sa propagation. Chaque protocole d'investigation doit être adapté aux facteurs de transmissibilité déjà connus.

— Le troisième aspect de l'investigation peu souvent pris en compte, comme cité précédemment et que je recommande à nos équipes de terrain, est la participation des Socio-Anthropologues parce qu'il s'agit d'un aspect lié à nos us et coutumes. On s'est beaucoup rendu compte dans ces dernières épidémies que le facteur comportemental et culturel soit favorise le bon fonctionnement de l'activité de nos équipes d'investigation ou soit freine cette activité. Pour avoir la participation de nos communautés au processus d'investigation afin de recueillir le maximum d'informations, il sera préférable que nous incorporions les compétences des Socio-Anthropologues et celles des ressortissants. Cela facilitera la collecte des informations crédibles capables de bien déterminer les facteurs ayant influencé la survenue de la maladie et à mieux préparer nos activités de prévention dans les différentes localités. C'est pour cela que j'ai jugé utile, après quarante années de services en matière de Santé Publique, de signaler la nécessité d'élaborer un document à ce dessein qui intègre ces aspects nouveaux aux approches classiques délivrées dans les écoles, dans le cadre du contrôle des maladies.

En somme, les dix étapes classiques de l'investigation qui sont décrites dans les modules SIMR sont très bien mais elles sont uniquement basées sur l'aspect Cognitif. Nous parlons ici des aspects Pratiques, Culturels et Sociologiques qui diffèrent d'une localité, d'une communauté à une autre. Désormais, ils doivent être pris en compte non seulement pour faciliter les délais de l'investigation mais aussi pour recueillir le maximum d'informations possibles afin de mieux connaître les causes profondes responsables de la transmission de la maladie, d'identifier les cas cachés et ainsi de pouvoir mieux préparer les activités préventives et d'Éducation Sanitaire.

Pour clore ce premier chapitre sur la surveillance épidémiologique, je voudrais lancer un appel à toutes les institutions et ONG qui interviennent dans le cadre de la surveillance, je veux parler du processus de collecte et de la riposte contre les événements inhabituels. Force est de constater que nous devons faire une relecture de nos stratégies de surveillance.

Quand je prends la surveillance intégrée de la maladie et de la riposte SIMR, je constate que depuis l'adoption de cette stratégie en Guinée, en 2001, nous n'avons jamais pu intégrer la surveillance de toutes les maladies que nous avons retenues dans notre guide parce que ces maladies sont tellement variées. Des maladies chroniques comme l'Hypertension, le Diabète et d'autres maladies endémiques comme la Tuberculose, la Schistosomiase, la Trypanosomiase, bref, toutes ces maladies que nous avons mentionnées en matière de surveillance intégrée de la maladie, nous n'avons jamais pu canaliser toutes les données collectées de ces différentes maladies pour décider des actions de riposte.

Le programme vertical qui était de lutter contre ces différentes maladies et qui existait au paravent à telle enseigne que la Guinée était obligée de regrouper beaucoup de ces maladies endémiques dans des pôles où selon leur ressemblance ou selon les stratégies de riposte.

Je pense foncièrement que le mieux serait, à cause du changement climatique donc de la fréquence de ces maladies à potentiel épidémique, de renforcer ces surveillances en fonction des caractéristiques des maladies et du caractère d'urgence de la riposte. Les maladies comme Ébola, comme la Covid-19 que nous vivons maintenant et comme la fièvre lassa et d'autres types de maladies à potentiel épidémique, qui ont des stratégies communes de riposte, nous ferons mieux d'insister sur ces enseignements dans le cadre de la spécificité de leur riposte au lieu de continuer à aborder Ébola et l'Hypertension ou Ébola et les maladies Cardiovasculaires ou Ébola et la Trypanosomiase ou la Tuberculose en même temps et prétendre que nous pouvons gérer toutes ces données, tout en enclenchant des actions de riposte efficaces.

— J'invite donc l'OMS et CDC et d'autres partenaires qui interviennent dans ce sens pour que nous puissions réellement et efficacement évaluer cette approche de surveillance intégrée lors de la riposte. Je me pose la question de savoir, après 20 ans d'application de cette stratégie en République de Guinée, qu'est-ce qui a été véritablement intégré ? Est-ce qu'il est possible d'intégrer la riposte à toutes ces maladies se trouvant dans le guide ? Il est urgent de revoir cet aspect du guide mais aussi d'y ajouter d'autres modules nécessaires à sa complétude et qui pourront intervenir dans le renforcement de notre capacité de surveiller mieux. Je fais allusion par exemple au module de socio-anthropologie pour mieux préparer nos équipes d'intervention, de surveillance et d'investigation afin qu'elles puissent appréhender le problème et mieux s'appesantir sur la connaissance des nouvelles technologies qui sont en train de révolutionner la surveillance. Bref, je pense qu'il est temps de réviser cette bible que nous avons et qui nous a tant servis pour mieux gérer les maladies sous surveillance.

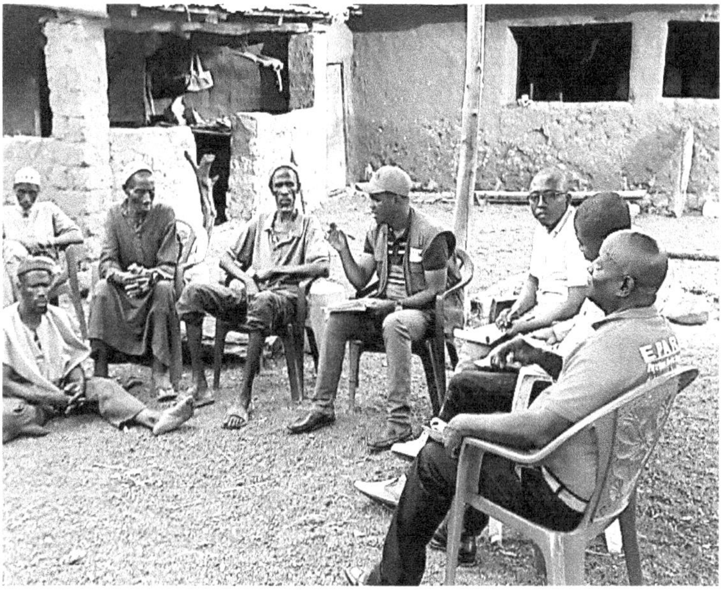
Investigations

# PILIER II

# Le Laboratoire

L'histoire de l'utilisation du laboratoire en matière de gestion des épidémies date de très longtemps. Comme j'aime à le dire très souvent « sans le laboratoire, la surveillance est aveugle ».

Le laboratoire permet d'identifier le germe à l'origine de la maladie. Chaque germe à son traitement spécifique et des conduites à tenir qui lui sont aussi spécifiques. Donc, tant que l'investigateur ne prend pas des échantillons pour que le laboratoire puisse indiquer la nature du germe à l'origine de la maladie, nous ne pourrons mettre en place des stratégies efficaces au contrôle de la maladie.

Il nécessite une bonne qualité de l'investigation car c'est l'investigateur qui doit orienter le préleveur ou la collecte des échantillons. L'exemple du premier investigateur lors de la survenue de la maladie à virus Ébola en 2014 avait conclu son rapport d'investigation comme étant une maladie mystérieuse. Ce diagnostic de maladie mystérieuse ne peut pas servir d'orientation pour un prélèvement biologique. Les futurs investigateurs doivent avoir le courage d'évoquer des diagnostics présomptifs de maladies pour permettre au laborantin ou au préleveur de prendre des dispositions idoines en vue de recueillir des échantillons adéquats et les orienter dans des laboratoires avec des fiches qui permettent d'entrevoir le type d'analyse à faire.

Le concours du laboratoire est une étape très importante de la gestion des épidémies, qui doit être sollicitée dès la suspicion des premiers cas. Mais, j'ai personnellement dû constater un certain nombre de problèmes.

— Pour commencer, j'ai identifié des difficultés liées à un prélèvement éligible pour permettre une bonne analyse. Dans la gestion des épidémies, nous avons besoin d'un grand nombre de laborantins, de techniciens ou d'agents de santé formés à la réalisation d'un prélèvement éligible pour obtenir une analyse de qualité dans le laboratoire.

— Deuxièmement, il faut des outils appropriés pour pouvoir assurer un bon prélèvement. Il faut aussi un milieu de transport et de matériels pour le transport d'un point à un autre. Avec des épidémies en général, nous voulons assurer une rapidité de confirmation. Ce qui dénote un problème de transport des échantillons, sans oublier l'état défectueux de nos routes qui retarde l'acheminement jusqu'aux laboratoires de référence.

Il nous faudra tenter d'essayer de raccourcir le délai de transport entre le lieu où l'on prélève et celui où l'analyse des échantillons est fait. Comment diminuer ce délai dans nos pays ? Pour exemple, pendant l'épidémie d'Ébola en 2014, nous avons été obligés d'envoyer les échantillons en France, à Lyon plus précisément, et de patienter durant 72 heures pour avoir le diagnostic. Alors que pour la dernière épidémie d'Ébola survenue au mois de Février 2021, il nous a juste fallu 24 heures pour assurer le diagnostic, grâce au laboratoire local de Gueckédou.

— *Qu'est-ce que je veux dire par là ?* Il faudra que nous fassions en sorte que chaque région administrative soit équipée d'un laboratoire compétent en République de Guinée pour pouvoir identifier les germes des principales épidémies qui sévissent dans notre Pays, en temps réel. Au niveau de la Capitale, Conakry, il faudra également disposer de laboratoires de haut niveau qui puissent nous aider dans la surveillance des maladies à potentiel épidémique.

Même si la maladie n'est pas présente sur le Territoire Guinéen, nous devons avoir la capacité d'analyser les maladies qui apparaissent dans les Pays de la sous-région pour raccourcir le délai de réactivité par rapport à la riposte contre ces épidémies.

Je pense que le laboratoire est d'une importance capitale. Il doit exister avant, pendant et après l'épidémie pour des fins de surveillance. Le laboratoire doit continuer à analyser les échantillons et ce, de façon permanente. Il doit également surveiller les cas suspects pour que nous soyons sûrs qu'aucun cas n'ait échappé à nos radars.

Le problème de laboratoire dans notre Pays s'articule autour de deux choses :

— Premièrement, nous n'avons pas suffisamment de ressources Humaines pour pouvoir répondre à nos attentes du point de vue technique.

— Deuxièmement, il y a aussi cette multiplicité de machines de laboratoire dans notre Pays. Quelle en est la conséquence ? Toutes ces machines utilisent des cartouches différentes et parfois ces consommables coûtent chers. Comment uniformiser les machines dans notre Pays, pour que pour telle maladie, on sache automatiquement le modèle nécessaire afin de réduire le problème d'apprivoisement en cartouche ?

Pendant la première épidémie d'Ébola, nous avons eu plusieurs types de machines. Il y avait le modèle Kaplan, Génie 3 Japonais, Genexpert et du laboratoire mobile Russe. Chacune de ces machines avaient des cartouches différentes. Ce qui a créé parfois des complications à notre niveau et empêché la gestion coordonnée des résultats d'analyse.

— Le deuxième problème rencontré au laboratoire, est celui des tests rapides. Actuellement, nous avons remarqué durant ces derniers temps, qu'il y a beaucoup de tests rapides qui sont proposés à nos pays. J'en ai connu une trentaine pendant la première épidémie d'Ébola et aussi pendant la Covid-19. Avec le Coronavirus, nous avons eu plus de 20 et quelques propositions de tests rapides qui ont des sensibilités différentes.

— *Qu'est-ce que nous tirons comme conclusion ?*

Nous voulons que l'OMS qui est l'organe en charge de la réglementation de l'utilisation de ces machines et même de ces tests rapides essaie de voir comment faire une analyse situationnelle pour conseiller les pays quant à leur utilisation respective. La Guinée a, bien sûr, mis en place un mécanisme d'évaluation des tests en fonction des tests standards autorisés par l'OMS, ce qui nous a permis de savoir quel est le test rapide le plus efficace. Et en fonction de cela, nous avons émis nos critères d'enregistrement de ces tests. Toutefois, nous voulons quand même attirer l'attention des jeunes étudiants de la médecine en charge de la gestion des épidémies sur le fait qu'il faut mettre toujours en place des mécanismes d'évaluation pour pouvoir dire à l'autorité de régulation en fonction de ces résultats d'honorer tel ou tel test. Dans le cas contraire, nous risquons d'avoir beaucoup de résultats avec de faux négatifs et de faux positifs.

Nous ne pourrons pas mettre un laboratoire de haut niveau dans les quatre coins de la Guinée à cause notamment des problèmes d'électricité et d'accessibilité, etc. Pendant la Covid-19, nous avons utilisé beaucoup de tests rapides dans les zones reculées pour faciliter l'accès des populations à ces tests. Cela nous a permis d'identifier les marges d'erreur de cette stratégie.

Pratiquement, dans toutes nos préfectures, il y a des laboratoires, dont certains se trouvent dans les hôpitaux régionaux, préfectoraux et centres de santé. Mais ces laboratoires sont de différents niveaux. Il y a des laboratoires que j'appelle de « santé publique », mis en place pour le diagnostic des maladies graves comme Ébola et la Covid-19. Pour exemple, c'est la RT-PCR qui est autorisée pour la Covid-19 et ce type de laboratoire n'existe qu'à Conakry principalement où nous avons près de 5 laboratoires. Pour l'intérieur du pays, il en existe également au niveau de certaines régions, à Boké, à Labé, à Kankan et à Nzérékoré, des laboratoires où nous pouvons faire la PCR, pour pouvoir confirmer le diagnostic. Mais dans notre programme, nous envisageons de mettre ce type de laboratoire dans les 7 régions administratives, en plus de la ville de Conakry.

En plus de cela, nous devons renforcer le mécanisme de transfert d'échantillons dans les laboratoires régionaux accrédités par l'OMS (Institut Pasteur de Dakar, de Côte d'Ivoire…) et même au laboratoire de référence de l'Afrique du Sud, en cas de nécessité.

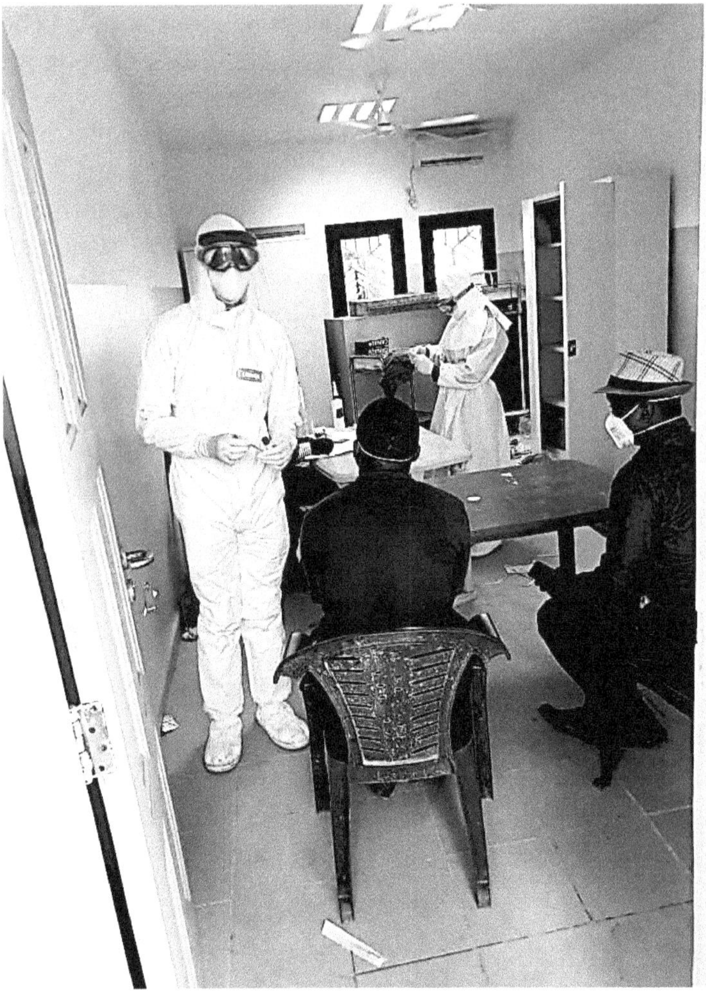

Séance de prélèvement au laboratoire

# PILIER III

# La prise en charge

À présent, nous allons aborder la prise en charge des maladies à potentiel épidémique en Guinée. À ce niveau également, je vais me permettre de faire l'historique de cette stratégie qui est aussi un pilier très important dans la gestion de la riposte contre les épidémies. En effet, quand une épidémie survient dans un Pays, il y a d'abord l'instinct de détection des cas qui fait surface en même temps. Cela se fait avec l'investigation et avec la collaboration des personnes des localités touchées y compris leur isolement. À la vérité, si vous ne les isolez pas, elles peuvent transmettre la maladie à d'autres, d'où l'importance capitale, dans le contrôle d'une épidémie, de la détection des cas et de leur isolement. *Mais sur quoi repose la détection des cas ?*

— Dans un premier temps, les acteurs chargés de la surveillance doivent mettre en évidence les premiers cas. Ensuite, l'information sur les caractéristiques de la maladie est transmise aux populations à risque et aux populations touchées afin qu'elles puissent contribuer à la détection des cas. Ainsi une fois que les populations connaissent les signes de la maladie ou ses symptômes, elles peuvent emmener des malades dans le site d'isolement prévu par des agents de riposte. Cette activité est très importante pour limiter le nombre de cas et même pour sauver des vies de façon précoce. Comme on le dit souvent, avant que la maladie ne vous emmène à l'hôpital, vous devez en premier amener la maladie à l'hôpital parce que si la maladie vous emmène en premier, les chances de survie sont généralement minimes. En revanche, si vous amenez la maladie à l'hôpital, les chances de survie sont très élevées. La plupart des décès enregistrés au début d'une épidémie proviennent d'un défaut de prise en charge précoce. Et pour qu'elle soit précoce, il faut une sensibilisation de la population à la détection des principales maladies à potentiel épidémique de leur communauté. Nous connaissons déjà les principales maladies qui sont couramment détectées en République de Guinée. Bien sûr, on peut être surpris par de nouvelles maladies, mais lorsque les communautés nous notifient une maladie inhabituelle ou un décès suspect, en emmenant les cas où les corps, à leur structure sanitaire la plus proche, c'est déjà un grand pas.

Cependant, bien souvent, les communautés enterrent leurs morts sans aviser les services médicaux. Cette attitude qui perdure, a encouragé la propagation des maladies dans nos différentes localités et a causé beaucoup de morts, avant l'effectivité d'une prise en charge. En Guinée, la prise en charge a connu principalement trois périodes.

— Depuis l'accession de la Guinée à son Indépendance jusqu'à l'avènement d'Ébola, la prise en charge était effectuée dans les hôpitaux Préfectoraux et Régionaux et parfois Nationaux, généralement, dans les services de pédiatrie et de médecine générale, les services d'urgence n'ayant pas de forte capacité. Il n'y avait pas de centres d'isolement proprement dit. Cela avait été maintes fois signalé mais l'attention n'a été vraiment attirée qu'à partir de 2014 avec l'avènement d'Ébola. Il y avait, bien sûr, des insuffisances à ce niveau. Lorsque vous mettez par exemple un malade rougeoleux et un malade méningitique dans la même salle de médecine générale ou de pédiatrie, vous augmentez le risque de transmission intra-hospitalière d'une maladie à d'autres personnes, au sein de l'hôpital. Pendant toute cette période, cette insuffisance a été un risque majeur dans nos hôpitaux.

— La deuxième insuffisance pendant cette période est la méconnaissance du bon usage des équipements de protection individuelle, dans la prise en charge des cas. La prévention et le contrôle des infections (PCI) étaient encore trop peu enseignée dans nos établissements de soins. Même au niveau du personnel, peu de précautions étaient prises lors de la prise en charge des cas de maladies à potentiel épidémique. J'appelle cette période, la période de disette ou de vaches maigres de nos services. Non seulement, nous n'avions pas d'infrastructures pour la prise en charge efficace de nos malades, mais nous n'avions pas non plus les équipements et les médicaments appropriés pour assurer un bon traitement de ces cas de maladie.

— Vient ensuite la deuxième grande période qui est la période de la première épidémie d'Ébola. Cette période a connu deux sous-périodes. En 2014, la plupart des sites d'isolement que nous avions était des tentes, non aérées et sans climatisation. Les malades qui venaient avec des sueurs, des saignements et parfois des vomissements étaient hébergés sous ces tentes avec une évaporation au niveau de la peau et des sorties liquidiaires au niveau des orifices naturels. Ils étaient exposés à beaucoup de risques de succomber à la maladie. Au début d'Ébola, la mortalité était extrêmement élevée, à telle enseigne que nos agents de prise en charge ont été indexés et taxés d'être des personnes qui achevaient des malades dans nos établissements d'isolement et parfois même complices dans la vente des organes. Cette période a entraîné de fortes réticences vis-à-vis l'isolement des cas au point de chasser nos équipes, dans certaines localités où nous tentions de récupérer certains malades pour les isoler. L'un des cas les plus frappant et très malheureux s'est passé à Forécariah, suite à la perte de sa maman, un citoyen s'est opposé à la prise en charge du corps. Nous lui avions dit que c'était des suites d'Ébola, mais il restait dans le déni de la maladie. Il a pourchassé les agents de la Croix-Rouge qui avaient récupéré le corps et il l'a repris avec l'aide de proches. Ils ont alors procédé au lavage mortuaire du corps grâce à l'aide de trois vieilles personnes et procédé à son enterrement. Trois semaines plus tard, ce monsieur développa des signes d'Ébola. Il avait déjà quitté Forécariah pour venir à Dubréka. Suite à ce déplacement, il succomba à la maladie ainsi qu'un de ses garçons.

Les réticences vis-à-vis de la prise en charge peuvent entraîner des conséquences regrettables. La prise en charge des personnes en vie et la prise en charge des cas de décès pour assurer un enterrement digne et sécurisé sont à encourager.

Mais cette prise en charge pendant Ébola a connu de nombreux progrès, au fil du temps. Si nous avons commencé par des tentes par exemple où notre personnel de santé était beaucoup plus à risque, on a disposé au niveau de l'Aéroport Gbessia un centre de traitement dédié aux soignants. Puis il y a eu des tentes climatisées à Macenta, en Guinée Forestière, précisément à Beyla et au fur et à mesure, les conditions d'hébergement s'étaient beaucoup améliorées. Les critères de traitement des déchets, l'emploi d'équipements de protection individuelle et la désinfection avaient été mieux organisés. Ces mesures ont permis de diminuer le nombre des cas infectés au niveau non seulement du personnel de santé et des malades mais elles nous ont aidés à maitriser la maladie et à améliorer le taux de guérison.

— La troisième phase a été caractérisée par la capitalisation des acquis de cette première riposte. Toutes ces tentes construites pendant la deuxième phase ont été détruites, désinfectées et ces lieux ont été mis en quarantaine pendant trois mois. Après cette première situation épidémique, c'était un retour à la case départ. Les autorités Guinéennes ont alors pensé comme les épidémies sont très fréquentes en Guinée, nécessaire de concevoir des centres de prise en charge permanents pour éviter l'éternel recommencement, tout en formant des agents de santé à cet effet. Cette proposition a été faite aux partenaires de terrain et grâce aux reliquats de fonds, nous avons pu capitaliser nos acquis en matière de prise en charge. C'est ainsi que la Guinée a construit 38 centres de traitement épidémiologiques, en dur, pour accueillir les malades. Ces centres de traitement épidémiologiques ont été construits dans les différentes préfectures du pays sur une durée d'un an et demie. Il en existe également dans certaines grandes sous-préfectures du Pays plus particulièrement touchées par des maladies à potentiel épidémique. D'ailleurs, le centre de Gouécké où nous avons eu le premier cas en 2021 était déjà opérationnel et a facilité l'isolement des malades. Mais pour des raisons de proximité avec le laboratoire, nous avons affecté un nombre de malades à Nzérékoré. Cette phase de reconstruction nous a permis de construire des centres de traitement épidémiologiques applicables en se basant sur notre expérience de la prise en charge des cas d'Ébola. Nous avions à l'esprit que nous allions appliquer ces mêmes stratégies lors de prochaines épidémies qui allaient survenir en Guinée. Ceci explique la faible capacité d'accueil de ces centres, entre 12 et 18 lits. Nous étions dans cette perspective, jusqu'à l'arrivée de la Covid-19 qui a marqué le début de la troisième phase.

Car malheureusement, nous nous sommes rendu compte que nos centres de traitement épidémiologiques n'étaient pas adaptés aux réalités de la lutte contre la Covid-19 en termes de figuration interne. La maladie due à la Covid-19 se transmet par air et Ébola à travers les flux corporels. Il ne s'agit pas des mêmes mécanismes de transmission. Pis, c'est une maladie qui se diffuse plus rapidement qu'Ébola. Nos plans de lutte contre Ébola ne répondaient pas à ce nouveau virus, dès le début de l'épidémie, nous avons vu les capacités d'hébergement de ces centres se réduire significativement, voire même être complétement dépassées. Si la première épidémie ne nous a causés que 3814 malades en deux ans, avec la Covid-19, en 15 mois, nous avons déjà plus de 23000 personnes infectées. En termes de transmission et de propagation, la Covid-19 dépasse largement Ébola.

J'aimerais souligner ici une autre problématique de la prise en charge, soit la coexistence de plusieurs épidémies, en même temps dans le Pays. Nous avons failli avoir des problèmes à Nzérékoré pour la prise en charge des malades de Covid-19, ceux d'Ébola et ceux de Lassa. Ces trois maladies sont très différentes, il était par conséquent difficile d'hospitaliser ces malades dans un même centre de traitement. Heureusement pour nous, l'incidence de la Covid-19 est restée très faible en Guinée Forestière pendant la résurgence d'Ébola en 2021, principalement concentrée à Nzérékoré. Cette problématique d'assurer la gestion de plusieurs épidémies en même temps reste un défi majeur. Nous ne l'avions pas pensé durant la gestion d'Ébola, cette réalité nous a pris de court. Malgré des initiatives pour mettre des chapiteaux à Nzérékoré et des pavillons en fonction des différentes maladies, notre réponse est venue un peu tardivement. Le personnel aussi n'était pas bien formé pour pouvoir gérer tout ceci en même temps. Voilà quelques insuffisances notifiées en matière de prise en charge de façon générale.

Avec la Covid-19, au regard l'augmentation du nombre de cas, nos équipes mises en place à Conakry et dans d'autres préfectures se sont vite vues dépassées en termes de capacités d'hébergement. Aujourd'hui, en termes de perspectives de solution, nous devons envisager des alternatives nous permettant une augmentation rapide des capacités de nos CT-EPI existants. De façon temporaire, en plus des bâtiments en dur, nous prévoyons des chapiteaux modulables pour commencer, au niveau de chaque région administrative de la Guinée ou provinces, afin d'acquérir une capacité de près de 200 lits, qu'on peut installer en moins d'une semaine. Cela nous permettra de réagir très vite en fonction de la vitesse de propagation des maladies à l'image de la Covid-19. À cela, nous avons expérimenté les prises en charge à domicile comme dans tout le monde entier où les capacités d'hébergement ont été dépassées. Pour cela, nous devons disposer d'un système de tri performant, permettant aux cas asymptomatiques d'être pris en charge à leur domicile. Nous pourrons ainsi mieux nous occuper des cas graves, tout en réduisant le coût Financier et Humain, mobilisé quand il y a beaucoup de centres d'isolement assez volumineux.

La gestion des corps, dans la prise en charge, reste une charge pour les Pays Africains, et particulièrement en Guinée, dominée par une grande pesanteur culturelle. Si dans beaucoup d'autres pays du monde, on peut se permettre de brûler les corps, cela n'est pas permis en Guinée. L'incinération des corps des défunts est vue ici comme un sacrilège ou une profanation et cela peut susciter des réactions parfois violentes de la population. On nous avait proposés cette stratégie lors de la première épidémie d'Ébola en 2014-2016, mais les leaders religieux et les différentes autorités d'alors ont refusé cette proposition en disant que cela ne fait pas partie de nos coutumes. Notre attachement à nos corps a d'ailleurs été un des principaux facteurs de risque de propagation des maladies à potentiel épidémique telles que la fièvre Lassa, ou la maladie Ébola. La plupart des propagations constatées était due à notre approche culturelle de gestion de nos morts.

En effet, il existe trois moments à haut risque de contamination lors de la gestion d'un corps contaminé.

— Premièrement, lors de la toilette mortuaire où les laveurs de corps se trouvent très exposés au contact des fluides corporels.

— Deuxièmement, c'est au moment des cérémonies funèbres, lorsque les gens viennent adresser leurs condoléances, ils touchent aux objets du défunt et entrent même parfois dans sa chambre pour saluer les veuves ou veufs en les embrassant ou en leur serrant dans les bras, sans se soucier du fait que ceux-ci sont peut-être en période d'incubation et peuvent être une source de contagion. On se rappelle encore de la propagation du virus Ébola à Macenta après la cérémonie funèbre du premier médecin qui rendit l'âme de ce côté. Parmi ceux venus assister à cette cérémonie, nombreux furent ceux qui ont attrapé la maladie.

— Le troisième lieu est au niveau des femmes qui s'occupent du linge du défunt. Elles sont aussi susceptibles d'être contaminées lors de sa manipulation. Le plus souvent, le linge est lavé dans le marigot le plus proche de leur localité où se trouvent d'autres Femmes et Enfants qui se baignent dans l'eau. Beaucoup ont payé le lourd tribut de cette activité rituelle. Généralement, ceux qui sont très proches du malade sont très exposés à des maladies de forte transmission qui s'effectue à travers les flux corporels, principalement le virus Ébola. Ce sont des maladies à fort taux de mortalité.

Quant à la Covid-19, selon les investigations, les corps sont moins contagieux. Malgré cela, les Guinéens ont appliqué la même rigueur de gestion des corps victimes d'Ébola à la Covid-19. La Croix-Rouge Guinéenne a été désignée pour la gestion des corps. Il faut les féliciter. Ils se sont illustrés en matière de professionnalisme et en termes d'efficacité dans la gestion des corps pendant la première épidémie d'Ébola en Guinée et tout récemment pendant la riposte contre la Covid-19 et la résurgence d'Ébola au mois de Février 2021 dernier.

— Comme défis, il faut pallier les insuffisances culturelles citées plus haut. Parmi les perspectives de solution, nous devons donner une place importante à la formation des laveurs de corps. Nous avons également pris dernièrement la décision de les vacciner contre Ébola, au niveau des zones à haut risque de survenue de la maladie.

Nous devons faire en sorte que les leaders religieux prennent ce problème à bras-le-corps en le voyant comme un risque majeur de propagation à travers la sensibilisation de leurs fidèles pour qu'ils se procurent des kits d'hygiène afin de traiter les corps des malades morts des suites d'épidémie dans les conditions aseptiques édictées par l'Agence Nationale de Sécurité Sanitaire et la Croix-Rouge Guinéenne. Il faut également sensibiliser nos communautés à travers ces mêmes leaders religieux et les ressortissants au déroulement encadré des cérémonies funèbres et à la gestion des objets appartenant aux morts qui constituent de potentielles sources de propagation des épidémies.

Retenons, que la gestion des décès en République de Guinée est une des principales sources de propagation des maladies à potentiel épidémique. Malheureusement devant l'émotion due à la perte d'un être cher, on oublie parfois de se protéger soi-même en s'exposant ainsi au danger. L'habitude de partage des objets et/ou habits du défunt peut constituer un facteur de risque élevé en période d'épidémie. Les socio-anthropologues, les agents de santé et autres leaders, y compris les ressortissants doivent travailler sur cette problématique afin que nous puissions proposer une meilleure organisation et une bonne gestion de ces périodes de douleurs au sein de nos familles respectives. Ainsi, ils pourront influencer les us et coutumes favorisant les comportements à risque.

Dans le contexte Africain, nous ne pouvons pas ignorer l'implication des guérisseurs traditionnels, ni de certains marabouts. Si de tout temps, notre communauté a utilisé très souvent ces acteurs de la prise en charge comme premier recours de traitements des cas de maladies particulièrement des épidémies durant les trente dernières années, nous pouvons affirmer que leur implication n'a pas été très bénéfique pour le contrôle de nos récentes épidémies. Très souvent, ils se réfèrent à des rêves ou des visions qui leur viennent la nuit pour établir leur stratégie de prise en charge. Dans la plupart des maladies que j'ai connues, que ce soit la rougeole, la méningite, l'Ébola ou la Covid-19, leur implication a eu des conséquences néfastes et parfois dramatiques.

Prenons par exemple la rougeole. Personnellement à l'enfance, j'ai connu des épisodes de rougeole. On m'a gavé de vin de palme croyant que cela pouvait me guérir. Certains utilisaient même du miel. Mais tous ces médicaments, au fil du temps, se sont révélés inefficaces contre la rougeole.

Pendant Ébola, on m'a proposé plus de trente décoctions (des poudres, des écorces) comme solution à la maladie. Je vais taire le nom d'un des célèbres guérisseurs de la Guinée qui a envoyé des bidons remplis de décoctions à notre niveau prétendant être le remède approprié pour soigner les malades d'Ébola en l'espace de quelques minutes. J'ai été appelé par l'autorité pour collaborer avec lui. Quand je suis arrivé, j'ai vu que l'autorité croyait à ce remède miracle. J'étais donc entre ma formation scientifique et les propos de ce guérisseur qui disait avoir fait un rêve dans lequel "Dieu lui avait donné le remède qu'il est venu présenter à l'autorité". Comment agir face à cette situation avec mes connaissances en la matière ? La réflexion aidant, j'ai proposé à l'autorité d'accepter l'offre mais à condition que le guérisseur lui-même rentre au centre de traitement Ébola de Donka pour donner ce médicament aux malades et procéder à leur suivi thérapeutique. Ah là, il a catégoriquement opposé une fin de non-recevoir. Il a prétexté qu'il ne pouvait pas rentrer dans un endroit dont il n'a pas la maitrise. Nous nous sommes finalement aperçus que c'était un faux médicament qu'il proposait sinon pourquoi s'opposer à cet exercice. S'il avait confiance en lui, il n'allait pas avoir peur de prendre contact avec les malades qui souffraient d'Ébola. Finalement, lui-même a trouvé la solution : “*il a pris ses décoctions et s'est retiré.*” Voilà un exemple de situations auxquelles nous étions souvent confrontés. Ce sont de simples opportunistes.

Je pense que ces gens existent bel et bien et il faudra que l'émotion qui caractérise la gestion de nos épidémies soit mise désormais de côté. Avec la Covid-19 également, on nous a parlés de menthelaton[2] et d'autres décoctions des plus étranges.

Parfois, la presse même encourage ces légèretés de traitement. Nous faisons appel à elle, une mauvaise information peut dérouter un malade de la voie sur laquelle il est censé trouver le traitement efficace. Et tout retard accusé en acceptant ces traitements à l'efficacité douteuse joue en sa défaveur. Il faut diffuser des informations qui sont de nature à exhorter les malades à suivre un traitement préconisé assorti des résultats scientifiques. À cela, il faut dire que la prise en charge tardive constitue un risque majeur pour les malades et accélère le taux de mortalité dans des situations épidémiques.

J'aimerais que la future génération et les gestionnaires des épidémies prennent ces facteurs en considération. Le guérisseur peut être efficace à travers sa participation à la détection précoce des cas et à leur mise à disposition aux services d’isolement ayant des protocoles approuvés en la matière. Il est important de travailler dans ce cadre nos rapports avec eux. Mais le problème de leur participation va se situer au niveau de la rémunération. Quand la Guinée décide que la prise en charge des personnes touchées par une épidémie est gratuite.

— Il y a longtemps que notre assemblée a voté cette loi.

— Comment alors assurer la prise en charge financière de ces guérisseurs traditionnels et marabouts qui fonctionnent dans un registre de service privé ?

---

[2] Tube de massage fait à base de menthe.

Voilà une autre problématique liée à la gestion de la prise en charge pendant les épidémies.

Durant la première épidémie d'Ébola, nous avons perdu une quinzaine de guérisseurs traditionnels et près de dix Imams dans des conditions tragiques, alors qu'ils tentaient d'apporter des soins aux malades. On a eu des difficultés relationnelles dans la perspective de faire coopérer certains Imams et de rallier certains guérisseurs à notre cause. C'est une pesanteur sociale qui domine en Guinée à laquelle il faut apporter des solutions idoines. Face à des épidémies, nous devons orienter nos efforts vers des réalités qui peuvent se révéler profitables aux malades. Certes, les traitements traditionnels produisent parfois leurs effets, mais en période d'épidémie, dans l'attente d'une évaluation de ces effets, il faut prioriser les méthodes scientifiques qui sont préconisées par l'Organisation Mondiale de la Santé (OMS). S'il y a des traitements traditionnels qui s'avèrent efficaces, nous avons des organes qui les valideront. Mais il faut taire toute action unilatérale en période d'épidémie parce qu'elle peut entraîner des dommages indésirables et graves sur des organes de filtrage, je veux parler du foie et des reins qui peuvent conduire parfois à des insuffisances rénales voire à la mort.

Pour finir ce pilier important de la riposte, nous devons mentionner l'influence négative de la prise en charge des cas des maladies à potentiel épidémique dans les cabinets et cliniques privés ou clandestins qui n'ont pas de structures appropriées de prise en charge. Leur personnel a été fortement exposé pendant les épidémies, augmentant le nombre de cas infectés voire de décès au sein du personnel de santé. Ces structures ont un personnel qui n'a généralement pas bénéficié de formations, ni d'équipements de protection appropriés et dont les actions vont à l'encontre de la décision de notre Assemblée Nationale, à savoir la gratuité de la prise en charge des activités de riposte, ce qui influence négativement le contrôle de nos épidémies. Nous invitons les futurs gestionnaires et autorités à prendre toutes les dispositions utiles pour que les services chargés de l'application des lois en collaboration avec le secteur de la santé à agir promptement pour réduire les effets néfastes de ces structures qui sont en train de prendre de l'ampleur durant la gestion des nouvelles épidémies.

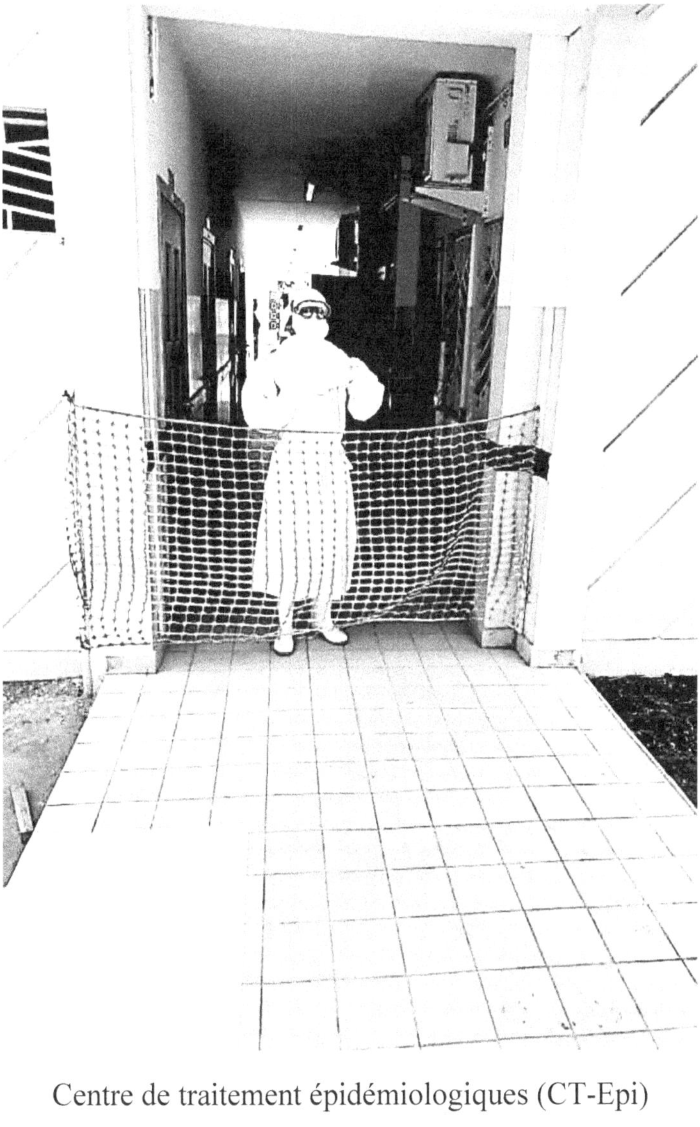

Centre de traitement épidémiologiques (CT-Epi)

# PILIER IV

# La prévention

La prévention en matière de riposte contre les épidémies comprend plusieurs sous-chapitres. Le premier sous-chapitre de la prévention que je détaillerais peu ici est : “l'éducation sanitaire pendant la riposte”.

— L'éducation sanitaire est spécifique à beaucoup de maladies. Par exemple, pour le Choléra, l'éducation sanitaire qui est une méthode de prévention, doit être axée sur la consommation de l'eau potable et sur le comment s’approvisionner en eau potable. Car, l'eau souillée est source de contamination des cas de Choléra. Par rapport, à la fièvre Lassa, les souris sont à la base de la maladie. Donc, la prévention doit être axée sur l'assainissement et la lutte contre les souris aux alentours et à l'intérieur des maisons. Dans le cadre de la fièvre Jaune, il y a aussi l'assainissement mais on agira surtout sur les luttes anti-vectorielles auxquelles les populations doivent adhérer. Bref, l'éducation sanitaire doit être orientée vers la connaissance de la maladie, son mode de transmission et comment éviter la maladie à travers des comportements et des actions sur le milieu pour minimiser l'action nocive des vecteurs de ladite maladie.

— La deuxième composante de la prévention est la vaccination. Il faut reconnaître que durant ces dernières années, la plupart de nos maladies à potentiel épidémique sont évitables ou contrôlables par la vaccination, celle-ci s'est imposée comme la première arme incontournable.

Au cours de ces dix dernières années, avec Ébola, nous avons mis pratiquement deux ans en Guinée avant de découvrir un vaccin efficace. Si la prise en charge de la première épidémie d’Ébola a duré deux ans en Guinée, l'épisode que nous avons connu dernièrement en 2021, a pu être contrôlé en quatre mois, en mettant la vaccination en première ligne. Avec la Covid-19 qui a endeuillé le monde entier et qui continue à faire des millions de cas sur cette terre, c'est par la vaccination, entamée en fin 2020 et durant ce premier semestre de 2021, que nous avons pu obtenir des résultats encourageants pour aller vers le contrôle définitif de cette maladie.

Pour moi, la vaccination est une étape extrêmement importante dans le contrôle des maladies à potentiel épidémique. Elle occupe une place de choix. Tous les pays doivent se préparer pour pouvoir anticiper une vaccination sur fond de plans de préparation crédible. Nous savons que dans toutes nos communautés, il y a des anti-vaccins ainsi que des gens qui ne veulent pas être vaccinés parce qu'ils supposent que nous leur administrons des poisons. Les réticences vis-à-vis de la vaccination qui est une bonne chose en soi, sont fréquentes. Il reste encore de la place à l'éducation sanitaire qui vise à faire comprendre aux uns et aux autres que la vaccination est la seule arme capable de vaincre des épidémies, car elle permet de réduire la mortalité due à celles-ci.

À cet effet, nous encourageons tous les chercheurs dans la poursuite de leurs travaux, la vaccination diminue le cout et la durée des ripostes, tout en protégeant la population et est facile à mettre en œuvre. Les résultats sont spectaculaires et susceptibles de nous aider à assurer le contrôle des maladies.

Tous les Pays doivent mettre en valeur ces deux composantes que sont l'éducation sanitaire et la vaccination pour pouvoir prévenir à temps les maladies avant qu'elles ne fassent de victimes.

Au fil du temps, la vaccination s'est imposée comme l'activité qui raccourcit nos efforts de riposte aux épidémies. Parfois, quand je fais un calcul, je me rends compte que l'activité de vaccination est dix fois moins chère que certains piliers pour lesquels les gens s'inscrivent et qui nous causent beaucoup de consommation. Désormais, pour toutes les maladies à potentiel épidémique, du moment où il existe un vaccin, il faut prioriser la vaccination au lieu de continuer à investir dans des piliers qui consomment trop de ressources Humaines, Matérielles et même Financières inutilement. Je suis d'accord sur le fait que certaines activités font avancer mais il faut que nous inversions les efforts. La récente épidémie d'Ébola à Nzérékoré a prouvé que l'intervention rapide en matière de vaccination qui a permis en moins de deux mois de vacciner près de 10 milles personnes dans la zone et a largement contribué au contrôle de la maladie et a raccourci même les efforts que nous aurions dû faire dans les autres composantes de la riposte. Voilà mon cri de cœur. Tous ces investissements dans les domaines que je viens de citer sont très subtiles.

Par expérience, j'attire l'attention des acteurs de la prévention sur le fait qu'en matière de changement de comportement, la patience est la clé de la réussite car, beaucoup de personnes sont réticentes à nos interventions par : *peur, rumeurs, méconnaissance de la maladie, croyances,* etc. Ces sujets peuvent changer de comportements en utilisant des canaux appropriés tels que l'intervention de ressortissants, de leaders communautaires ou de responsables administratifs crédibles qui partagent généralement les préoccupations des populations et réalisent des actes concrets visant leur développement communautaire.

Un sage n'a-t-il pas dit qu'"*il n'y a pas d'homme dont le comportement n'est pas influençable* ?" Il s'agit de découvrir des stratégies ou des méthodes pour influencer sa perception, atteindre son cœur en vue d'induire ce changement de comportement. Si pour certains, un membre de la famille peut, à partir d'un dialogue, obtenir ce changement, pour d'autres, c'est l'écoute d'une émission, c'est le leader religieux, l'entretien avec un socio-anthropologue, le griot ou le responsable administratif, etc.

— Bref, chaque homme détient une clé pour obtenir son adhésion.

Nous, acteurs de la riposte, devons fournir des efforts pour améliorer notre crédibilité, l'écoute de la population, le respect de la culture, la connaissance des us et coutumes et surtout intégrer voire s'approprier des habitudes des communautés car, ceux-ci va beaucoup contribuer à l'adhésion des populations à notre intervention.

# PILIER V

# La mobilisation sociale et la participation communautaire

La mobilisation sociale et la participation communautaire est un pilier transversal en termes de riposte contre les épidémies. Pour moi : "*c'est le pilier qui détermine la durée de la riposte et qui peut nous aider à minimiser les activités qui ne répondent pas aux objectifs que nous nous fixons pendant une riposte.*"

À ce niveau, je ferai d'abord l'historique de la mobilisation sociale, qui a connu plusieurs phases. À titre personnel, je suis impliqué dans la gestion des épidémies en Guinée, depuis 1981. Si au début, cette mobilisation était menée uniquement par le secteur de la santé à travers les crieurs publics, quelques élus locaux et la presse pour pouvoir obtenir la mobilisation en faveur de la lutte contre les épidémies, cette façon de faire a montré ses avantages et ses limites.

Au fur et à mesure que nous avons évolué dans le temps, nous avons compris qu'il fallait revoir les stratégies de mobilisation sociale et donner beaucoup plus de poids à la participation communautaire de la riposte. Mais forts de l'expérience des dernières grandes épidémics, notamment celles d'Ébola et de Covid-19, nous pouvons retenir un certain nombre de leçons. À cela, nous pouvons aussi ajouter celles apprises lors d'une étude menée pour connaitre les déterminants de la faible couverture vaccinale, en matière de gestion de la Rougeole en Guinée.

Je tiens à rappeler certains faits douloureux que nous avons connus pendant la première épidémie d'Ébola dans ce Pays. Il y a eu de très fortes réticences en Guinée qui ont conduit à des violences et des actes macabres faute d'une participation communautaire digne de ce nom et d'une adhésion de la population à nos stratégies de lutte. Mais comme on le dit souvent, tout le monde peut commettre des erreurs, ce qui serait encore plus grave, c'est de ne pas s'autoévaluer pour reconnaître ses erreurs, en revenant sur ses pas.

Ce faisant, parmi les leçons tirées, nous avons décidé de mettre en avant, la participation communautaire comme élément de première ligne, dans la gestion de la riposte. Que ce soit dans les activités de surveillance, de prise en charge et de vaccination, bref, dans toutes nos activités, la participation communautaire doit être primordiale. Et pour atteindre une meilleure mobilisation sociale, je pense que les socio-anthropologues doivent en être les éclaireurs. Pourquoi les socio-anthropologues ? Ils servent pour nous de filature auprès des communautés afin de déterminer la perception de la maladie contre laquelle nous devons riposter, en fonction de leurs us et coutumes pour nous dire au final les manœuvres à faire pour obtenir leur adhésion et les types de messages que nous devons leur adresser. Dans la plupart des épidémies que nous avons gérées ces sept dernières années, cette corporation a permis d'ouvrir la porte à certains préjugés qui étaient des freins à la participation communautaire.

Pour moi, en termes de riposte, il faut toujours chercher à avoir l'adhésion parfaite des communautés. L'autre corporation qui peut nous aider à obtenir de bons résultats est la participation de la société civile soit les ressortissants et les leaders communautaires. Si, avec certaines de nos épidémies, nous avons réussi à raccourcir la durée de la riposte, c'est grâce à la forte implication de la société civile et de ses acteurs politiques avec l'engagement au plus haut niveau de l'administration, facilitant d'ailleurs la participation des uns et des autres. Grâce aux autorités administratives et politiques, nous avons eu à utiliser des vaccins pour la première fois en Guinée malgré beaucoup de rumeurs sur la nature de ces vaccins. Mais le fait de voir les premières autorités du Pays se soumettre à l'administration de ces vaccins a été un facteur d'adhésion chez beaucoup de nos communautés. Dans tous les lieux où nous avons mené une riposte vaccinale, les autorités administratives et les agents de santé se sont toujours portés candidats pour montrer l'exemple à suivre et prouver l'innocuité du médicament à la population et leur dire que si eux-mêmes se font vacciner, c'est que la population n'a donc rien à craindre. Ce type d'exemple est à encourager pendant les périodes de riposte parce que cela nous a permis d'avoir des contrôles rapides des maladies. De ce point de vue, les agents de santé doivent aussi participer à la mobilisation sociale, car ce sont eux les impulseurs et les animateurs de toutes ces corporations.

L'autre branche en termes de mobilisation sociale demeure la presse. Il faut utiliser de façon active la presse parce qu'actuellement tout le monde est connecté. Que ce soit la presse écrite, la radio, les médias, la presse en ligne, il faut les utiliser afin que les jeunes qui sont ancrés dans les nouvelles technologies puissent nous aider dans la sensibilisation de leurs parents, dans la transmission de nos messages dans les écoles et beaucoup d'autres lieux qu'ils fréquentent. Par conséquent, la presse pour nous, au regard de leur large capacité de diffusion de nos messages, doit s'impliquer dans la mobilisation sociale afin d'obtenir l'adhésion d'une grande partie de la population.

En revanche, je voudrais insister sur un certain nombre d'aspects de participation communautaire. Nos souvenirs sont amers par rapport à certaines rumeurs qui ont abouti à des cas de mort. Nous avons beaucoup regretté que certaines corporations de la société civile et au niveau politique aient utilisé la riposte pour des fins odieuses et partisanes. Nous avons déploré également l'attitude communautariste de certains qui disaient que si telle maladie est fréquente en tel lieu c'est parce que ses habitants mangent telle ou telle chose. Une maladie ne connait ni la couleur de peau, ni l'appartenance ethnique de telle ou telle personne. Nous déconseillons ces attitudes pendant une riposte, elles sont un frein à l'adhésion et à la participation communautaire. Malheureusement, certains journalistes se sont également prêtés à ce genre de comportement.

Autre point négatif, c'est la mauvaise attitude de certains marabouts et de certains guérisseurs traditionnels. Nous ne remettons pas en cause tout ce qu'ils font pour nos communautés dans le cadre de leurs soins ou d'autres soucis, mais par rapport à certaines maladies que nous avons connues et face auxquelles toute la communauté scientifique n'a pas trouvé de médicaments, ils doivent faire attention. À ce que je sache, aucun guérisseur ou pratiquant ne dispose encore des moyens nécessaires pour identifier une bactérie à fortiori un virus. Ils n'ont aucun moyen pour ce genre de travail. La plupart de leurs diagnostics est basée sur des symptômes ou des signes. Ils n'ont pas d'appareils pour différencier la fièvre Jaune de Lassa, etc. Ils se fondent sur des signes cliniques et la plupart de leurs traitements est symptomatique. Donc, quand nous avons des maladies létales, si vous êtes ni préparé ni outillé pour pouvoir y faire face, vous vous exposez à une mort certaine. En revanche, ils peuvent aider les services en charge de la lutte contre cette maladie dans l'identification des malades qui viennent chez eux et dans la mise en pratique des mesures de prévention. Mais quant au soin, nous voulons très sincèrement qu'ils se dessaisissent de cela parce que nombreux parmi eux ont payé au prix de leur vie pendant la première épidémie d'Ébola.

En retour, ils diront que certains médecins aussi ont perdu la vie et c'est vrai. Mais ce n'est pas dans le même contexte que les médecins infectés sont morts. Ceux-ci sont morts dans l'exercice de leur fonction, contrairement à eux qui se sont exposés gratuitement à la maladie. C'est un conseil et un appel que je fais à leur endroit pour que face à une épidémie qui se transmet avec un taux de mortalité élevé, ils doivent désormais collaborer avec nous. Ils doivent jouer le rôle d'aide à la détection des cas et à leur orientation vers des centres de prise en charge que nous avons mis en place à cet effet.

Quant à l'autre facteur de mobilisation sociale, après réflexion, je pense qu'il faut remercier l'élan patriotique qui a prévalu pendant la première épidémie d'Ébola. Beaucoup de guinéens ont contribué en espèce et en nature. D'autres se sont démarqués dans le don de matériels. Ce type d'élan patriotique en période de crise est à encourager. Nous avons vu beaucoup de ressortissants qui sont venus au secours de leur village et de leur préfecture afin d'aider leurs parents dans la mesure de leurs possibilités pour maintenir la maladie hors de leur village et préfecture respectifs. Par contre, d'autres ont trouvé en cette période de riposte, une opportunité d'enrichissement. Ceux-ci sont à proscrire pendant nos ripostes.

En effet, pendant la première épidémie d'Ébola en Guinée, on a eu plus de 400 ONG Nationales qui ont élaboré des budgets parfois pour faire des sensibilisations pour cinq ou dix personnes. Leur objectif en réalité n'était pas pour sensibiliser mais de soutirer de l'argent soit à l'État soit à des bailleurs de fonds, à telle enseigne que nous avons été obligés de faire le filtre en établissant quatre critères d'éligibilité :

— Premièrement, pour financer une ONG locale, il fallait avoir un agrément.

— Deuxièmement, il faut avoir un siège.

— Troisièmement, être détenteur d'un compte bancaire.

— Quatrièmement, présenter un satisfecit reçu d'un partenaire qui a financé dans le passé, une activité de mobilisation sociale.

Il y avait un critère supplémentaire, l'ONG devait préfinancer 30 % de sa requête mais compte tenu du niveau de revenu du Guinéen, on avait négligé un peu ce dernier critère.

— *Qu'est-ce que je veux dire par là ?*

— *Je ne veux pas que les épidémies soient une aubaine pour certaines personnes d'enrichissement.*

Face à une maladie qui peut ôter la vie à quelqu'un, il faut rejeter ce genre de comportement puisque la maladie ne connait personne. Eux ou certains membres de leur famille peuvent tout autant être victimes de la maladie. Il faut qu'en ces périodes douloureuses, nous nous donnions la main pour ensemble faire face à la menace en faisant preuve de bonnes volontés. Je remercie encore ces jeunes qui sont venus me voir au début de la première épidémie d'Ébola en 2014 pour se présenter en tant que volontaires afin de prendre part à la lutte. Mais en dehors de ces premiers moments, très peu de volontaires sont intervenus durant la riposte contre l'épidémie. Ce sont-là des attitudes que notre communauté doit bannir. Il ne faut pas se servir du malheur des autres pour tirer des profits égoïstes et se renflouer les poches.

Il faut dire que des opportunistes ne se trouvent pas seulement parmi les ONG Nationales. Il y en a aussi parmi les ONG Internationales. Certaines présentent des programmes sans se préoccuper du contexte social et culturel, sans s'intéresser à l'impact ou la redevabilité envers la population. Prenons l'exemple de la fabrication des boites à image. Dans la plupart de nos Pays Africains, et particulièrement en Guinée, nous avons dépensé beaucoup d'argent dans la fabrication de ces boîtes à image et posters. Aujourd'hui, si nous faisons une évaluation, je pense que nous serons très déçus en voyant le pourcentage de Guinéens qui ont gardé et utilisé les boîtes à image distribuées. Je pense qu'il nous faut désormais faire attention à réfléchir sur le sens des programmes proposés et ne pas hésiter à réorienter les fonds vers des stratégies susceptibles de produire des résultats probants au détriment de ces stratégies de tape-à-l'œil. Il faut aller vers des actions essentielles capables de gagner l'adhésion rapide des communautés, comme je l'ai expliqué cela ci-haut.

Il y a un autre élément que j'ai déjà évoqué et sur lequel j'aimerais revenir. Il s'agit des médias.

— La première insuffisance est que tout le pays ne bénéficie pas de cette couverture médiatique, Il y a des préfectures qui ne reçoivent pas les messages divulgués. C'est pour cette raison, pendant la première épidémie d'Ébola, nous avons utilisé des radios mobiles pour pouvoir transmettre nos informations. L'acquisition d'un poste de télévision et même d'une radio reste difficile en campagne. Pour essayer de combler ce gap, nous avons utilisé plus de 5000 radios solaires, distribuées gratuitement dans les familles, afin qu'elles puissent écouter nos messages, dans les langues vernaculaires et dans la langue Française. Dans la même lancée, nous avons dépanné plus de 15 radios rurales qui étaient en panne, pendant la première épidémie d'Ébola.

— La deuxième insuffisance se situe au niveau de la transmission des messages en langue locale. Une bonne partie de notre population, surtout dans les zones touchées par les épidémies qui sont souvent différentes de la Covid-19 (*Covid-19 touche essentiellement les grandes agglomérations*), ne comprend pas la langue Française. À ce niveau, l'écoute de la radio et de la télé est extrêmement faible, diminuant la mobilisation sociale et la participation communautaire.

— En conclusion, je veux dire que la lutte contre les épidémies est en partie une lutte liée au niveau de développement du Pays. Nous ne pourrons pas être efficaces dans la lutte si certains facteurs du développement laissent à désirer. Les déterminants dans la lutte qui influencent négativement nos efforts se situent d'abord au niveau de nos populations sur le plan de l'instruction. Certaines populations ne disposent pas de la faculté de discernement pour faire la différence entre le faux et le vrai, entre les rumeurs et la réalité que nous, nous transmettons. Deuxièmement, l'accès aux services de base est essentiel, et le premier, qui est le plus criard est l'eau. Pendant la première épidémie d'Ébola, on demandait aux gens de faire l'hygiène et l'assainissement et d'utiliser même du chlore pour laver les mains. Mais quelqu'un qui n'a pas suffisamment d'eau pour se laver et préparer ses aliments, comment peut-il faire l'assainissement de ses habits et de l'environnement où il habite ? Nous avons été obligés de construire des forages dans certains villages, ce qui a considérablement contribué à la réduction des cas de maladies, dans ces différentes localités. Cela est valable pour toutes les maladies à potentiel épidémique, tel que le Choléra.

Lors d'une de nos séances de sensibilisation pour la prévention du Choléra, dans une localité de Boffa, nous avions distribués du Chlore et du Savon aux différents ménages pour leur permettre de désinfecter leur eau de consommation ou pour d'autres usages. À l'issue de cette séance, le doyen de la localité m'a demandé que "*lorsque le contenu de sa bouteille de Chlore sera épuisé, comment procédera-t-il à son renouvellement* ?" Cette question fut une surprise pour notre équipe car, il n'y avait aucune disposition prise pour rendre disponible ces flacons de chlore dans sa préfecture, encore moins dans sa sous-préfecture. Cette question resta sans réponse. Le doyen réagit naturellement en m'interpellant sur le fait que s'il devait se rendre dans la capitale pour renouveler son flacon de Chlore et à ses frais, c'est sûr que le résultat de la sensibilisation sera de courte durée pour ne pas dire non pérenne. C'est pourquoi les gestionnaires des messages de sensibilisation doivent prendre en compte la pérennisation du contenu de leurs messages.

— Un autre facteur contribuant à la diminution de la capacité de mobilisation, est le manque d'infrastructures routières et d'accès à l'électricité. Sans électricité, nos laboratoires ne peuvent pas faire de diagnostic, nos centres de prise en charge ne peuvent fonctionner, les situations d'urgences ne peuvent être traitées, Quand la route n'est pas praticable, il est extrêmement difficile de transporter des échantillons, des malades, des corps, d'un point à un autre. Bref, ces facteurs de développement et d'accessibilité à l'électricité et aux routes ont un rôle primordial dans la riposte. Ces facteurs exprimés par les populations et très souvent non satisfaits constituent parfois des conditionnalités d'adhésion de ces populations à nos interventions de lutte car, elles ont un sentiment d'abandon. Ces mêmes facteurs limitent l'accessibilité de ces localités à nos équipes d'intervention. Nous demandons à l'État, aux ressortissants et à l'ensemble des partenaires au développement de nous aider à apporter des solutions à ces problèmes. Ces facteurs occasionnent la survenue ou la propagation des maladies, surtout dans les localités les plus reculées, afin de réduire l'incidence des futures épidémies.

Je remercie à titre d'exemple la contribution des partenaires dans la résolution d'un problème épineux lié à l'accès à l'eau à Forécariah, dans la sous-préfecture de Tana. En effet, lors d'une de nos visites dans cette localité en 2015, en compagnie des diplomates. À l'issue de notre séance de sensibilisation lors de laquelle nous avions distribués aussi du savon et des flacons de chlore, une femme m'invita à transmettre son message à nos hôtes, que : "*comment pourrait-elle se procurer de l'eau pour assurer l'hygiène de son cadre de vie, si elle doit la puiser dans des bidons à 5 kilomètres de son domicile* ?" La délégation trouva cette question très pertinente car cet exercice constituait un fardeau pour les femmes de ce village. Dès notre retour à Conakry, une réunion entre diplomates fut organisée, lors de laquelle nous avons fait le récit de la scène. C'est ainsi que nous avions pu mobiliser des ressources pour faire des forages dans la localité et cet investissement contribua à la diminution significative de cas d'Ébola dans cette zone.

Pour finir, il convient de dire que pendant la gestion des différentes épidémies que la Guinée a connues, la question ethnique n'a pas beaucoup pesé. Déjà les épidémies viennent toujours d'une région naturelle à une autre, ce qui fait que les quatre régions sont en général touchées. Les clivages ethniques n'ont pas prévalu. Nos agents de santé viennent des différents groupes ethniques qui composent la Guinée. Donc, nous ne pouvons pas savoir l'influence des us et coutumes de telle sur telle autre ethnie, pour le développement des épidémies.

Au début d'Ébola, les gens avaient catalogué les habitants de la forêt en leur taxant d'être à l'origine de l'épidémie sous prétexte qu'ils consommaient de la chauve-souris. Pendant une de mes conférences, j'ai dit que malgré le fait que je ne suis pas originaire de la Guinée forestière, j'ai moi-même consommé des chauves-souris, sa consommation n'est pas réservée au niveau de la forêt. En Haute Guinée, d'où je suis originaire, nous aussi la consommons. D'ailleurs, en y réfléchissant de plus près, on s'apercevra que la chauve-souris existe dans toutes les préfectures de notre pays, y compris à Conakry. Autre exemple, nous consommons beaucoup de mangues, elles proviennent de Kindia, première préfecture productrice de la Guinée ce qui lui vaut d'ailleurs le nom de « la cité des agrumes ». Kindia possède une forte population de chauve-souris. Par conséquent, s'il était vrai que la chauve-souris est à la base d'Ébola, je crois que

Kindia aurait été l'un des épicentres de cette maladie, car la chauve-souris ne se sépare jamais d'avec la mangue. Et les enfants, voire même certains adultes ramassent ces mangues qui sont en partie consommées par la chauve-souris.

Nous ne nions pas les découvertes faites par la science mais résumer l'origine de la fièvre hémorragique à virus Ébola à la chauve-souris n'est pas tout à fait vrai, jusqu'à aujourd'hui nous n'avons eu aucune preuve palpable qui justifie cela. Mais pour faire court à toutes ces hypothèses, nous avons organisé deux grandes réunions que nous avons appelées « union sacrée » pendant la première épidémie afin de mettre un terme à l'utilisation des clivages politiques et ethniques dans la riposte contre ce que nous considérions alors comme notre ennemi commun, « Ébola ».

Mon concept de mobilisation sociale est holistique. Il prend en compte tous les aspects liés aux comportements, les us et coutumes, les pratiques habituelles et l'environnement car, il est loin d'être basé seulement sur des rédactions de messages et de leur diffusion. Nous devons prendre en compte l'Homme et son environnement social et physique. Ceci nous permettra de mieux appréhender tous les problèmes liés à une véritable participation de nos communautés à nos interventions pour la gestion de la riposte.

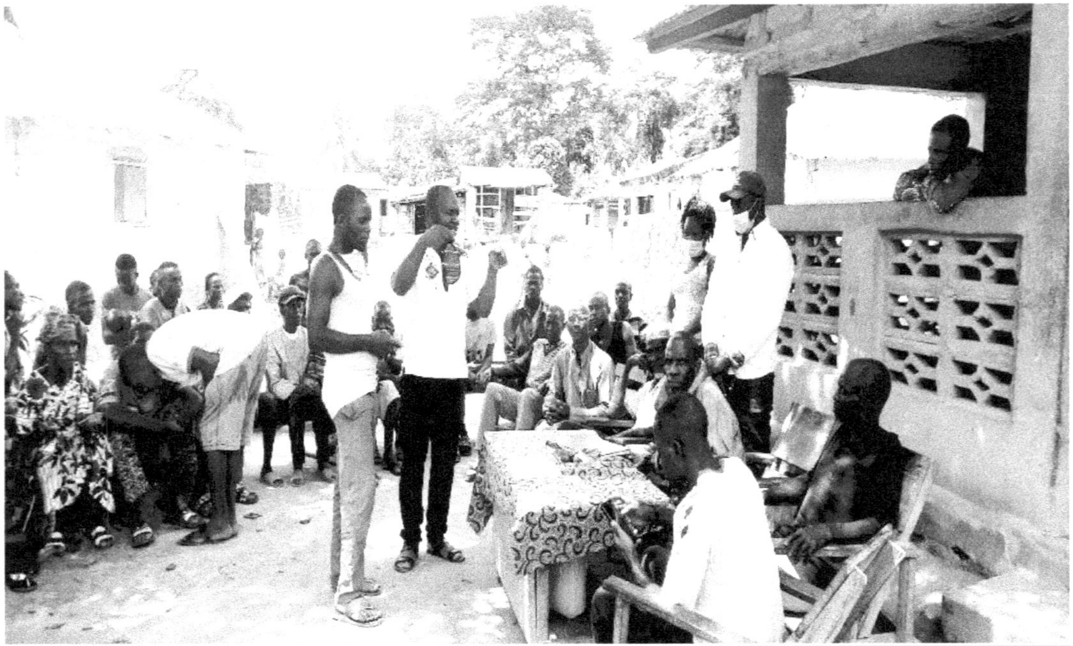

Séance de Sensibilisation pour la Mobilisation Sociale

# PILIER VI

# La logistique

Tout comme les autres piliers, la logistique est un support de la riposte qui est d'une importance primordiale. Avant de commencer, je veux remercier la plupart des partenaires qui ont aidé le pays à se procurer des logistiques adéquates pendant les ripostes que nous avons connues durant les dix dernières années et qui ont contribué largement à l'accessibilité des zones enclavées et au déploiement des intrants, des médicaments, et des vaccins, etc.

La logistique évoquée dans ce chapitre compte plusieurs volets. Le premier volet est l'aspect infrastructure. Il faudra dans le futur réfléchir à des infrastructures d'accueil permettant d'isoler un plus grand nombre de malades et prévoir également des modèles d'infrastructures complémentaires faciles à mobiliser pour une installation rapide, en situation d'urgence. En effet, le modèle que nous avons eu à utiliser pendant les épidémies d'Ébola s'est vite vu débordé à cause du grand nombre des malades de Covid-19. Si nous avions mis deux ans pour avoir 3014 cas d'Ébola avec 2544 décès, lors de la première épidémie d'Ébola, il n'a fallu que quelques mois pour atteindre la barre des 10.000 cas de Covid-19. Disposer d'infrastructures mobiles dédiées à l'isolement des cas pour répondre aux situations sanitaires exceptionnelles est indispensable pour le pays. Nous voulons, pour les années à venir, de nouveaux modèles comme des chapiteaux, faciles d'installation, modulables, que l'on peut utiliser au fur et à mesure de la hausse du nombre de cas avec un système de triage pour pouvoir recevoir les cas. Je suggère également de prévoir un système de pavillons pour que les différents types de maladie soient classés en fonction de leurs voies de transmission et de prise en charge. La Covid-19 nous a imposé cela. La plupart des systèmes de santé des pays ont été débordés du point de vue de leurs capacités d'hébergement. À l'avenir, nous devons être en mesure d'identifier des lieux de secours, comme nous l'avons fait pour l'épidémie de Covid-19. Pour exemple, nous avons réquisitionné des bâtiments civils, des anciens hôpitaux, pour isoler et prendre en charge le flux des cas. Mais leur mise en fonctionnement a pris du temps. C'est pour cela, que nous avons besoin d'endroits en réserve, des lieux pré-identifiés comme des espaces publics, prêts à être utilisés en cas de maladies à potentiel épidémique.

La coexistence de plusieurs épidémies où nous ne pouvons pas mettre tous les cas ensemble a complexifié la prise en charge. Cette fois-ci, nous avons eu des cas simultanés de Lassa, d'Ébola et de Covid, au sein des mêmes localités, qui ont exigés des prises en charge et des modalités d'isolement différentes. Nous devons en tirer les leçons qui nous permettront dans un proche avenir de mieux nous préparer à cette éventualité.

— La deuxième partie de la logistique est la mise à disposition des intrants. Les intrants sont, par exemple, des équipements de protection individuelle, du matériel de nettoyage, de désinfection, toutes marchandises et produits nécessaires aux activités de gestion des épidémies. Nos pays sont souvent confrontés à des déficits en matière de disponibilité des intrants, car beaucoup sont importés mais aussi à une faible rigueur dans la gestion et le suivi des stocks. Nos plans de préparation désormais doivent prévoir suffisamment d'intrants pour gérer une riposte contre les épidémies et anticiper les cas de rupture en approvisionnement. Il doit en être de même pour les médicaments. Nous devons détenir suffisamment de médicaments spécifiques à la cartographie de nos épidémies, à leur évolution périodique pour que nous puissions raccourcir le délai d'approvisionnement à partir de l'extérieur et éviter toute rupture de stock. Nous avons eu le cas de Lassa récemment, nous n'avions aucune molécule de riboflavine, dans nos magasins, qui est le médicament d'élection pour lutter contre cette maladie. Je lance un appel pour que nous puissions avoir des stocks de pré-positionnement, spécifiques en réponse aux principales maladies à potentiel épidémique, que connait le pays.

L'autre volet de la logistique concerne les engins roulants. Je veux parler des véhicules et de leur approvisionnement. Le pays ne dispose pas d'un nombre suffisant de véhicules dédiés aux urgences sanitaires. Lors de situations épidémiques de grande envergure, nous avons besoin d'apports complémentaires. Mais, parfois, le délai de livraison des véhicules importés est trop long par rapport à la vitesse de l'épidémie. Cette année fut d'autant plus une situation particulière que les véhicules commandés ont mis jusqu'à six mois avant de parvenir sur les lieux de nos interventions, à cause de la limitation des moyens de transport due à la crise sanitaire mondiale. Notons une spécificité pour les ambulances. Le pays compte un déficit majeur en ambulances médicalisées, notamment à l'intérieur des terres. Nous devons pouvoir pré-positionner dans chaque préfecture, près des grands centres de traitement, d'ambulances médicalisées pour le transport des malades même dans les zones rurales les plus enclavées. À cet équipement, il nous faudra penser à la formation d'un personnel spécialisé mais aussi à la mise à disposition des moyens nécessaires à l'entretien des véhicules.

Avec la vaccination contre la Covid-19, la question des capacités de la Guinée en chambres froides pour la conservation des vaccins a été soulevée à plusieurs reprises, notamment pour l'intérieur du Pays. Nous devons aujourd'hui avoir des entrepôts disposant de chambres froides, dans chaque région administrative. Quand on parle de riposte, on parle de médicaments, d'intrants et de vaccins. Les lieux de gardiennage des médicaments doivent être mis à profit. Nous avons tenté récemment de mettre en place une logistique intégrée, avec la Pharmacie Centrale de Guinée et le Programme alimentaire mondial pour leur participation, en termes de logistique. Mais qu'à cela ne tienne, il y a encore de nombreux efforts à fournir tant sur le plan de la préparation, des infrastructures et des transports pour couvrir l'ensemble du pays, jusqu'aux zones les plus enclavées. Il nous faut ensemble identifier nos forces et nos faiblesses pendant une riposte, afin que les matériels soient disponibles au bon endroit et au bon moment.

Il convient de parler un peu de la logistique intégrée. Dans les conditions actuelles, dans notre pays, chaque programme a son système de gestion des intrants, des médicaments qu'il reçoit. Le programme lèpre a ses médicaments. Le programme Tuberculose à ses médicaments. Le programme Paludisme a ses médicaments. Et ainsi de suite. La PCG gère la centrale d'approvisionnement des médicaments essentiels et des médicaments de spécialité. Donc, chacun a son moyen d'acheminement des produits au niveau périphérique. Mais la logistique intégrée opte pour le pilotage de tous ces moyens par le niveau central qui est la PCG et qui a aussi la grosse logistique en camion pour pouvoir transporter en temps réel selon les positions exprimées par ces différents programmes. Pour le moment, avec les vaccins, c'est le programme élargi de vaccination qui prend cela en charge. Donc, cela n'a pas été intégré à la PCG qui est un programme à part et qui a sa logistique à part. La politique de la logistique intégrée est née mais elle n'est pas encore totalement effective. C'est à nous de voir si nous pouvons fonctionner en réseau ou de façon véritablement incorporée sous la responsabilité d'un leader qui sera identifié. Cette modalité n'est pas encore bien claire dans la tête des uns et des autres. C'est pourquoi nous évoluons en rang dispersé dans ce sens. Même l'Agence Nationale de Sécurité Sanitaire a sa propre logistique. Pour des situations d'urgence, nous sommes obligés d'utiliser notre propre logistique. Bien sûr, en matière de riposte, nous avons intégré certains aspects de la logistique. Par exemple, la commission logistique qui a été mise en place est présidée par le Directeur Général de la Pharmacie Centrale de Guinée, le Dr. Moussa Konaté, sous l'autorité de qui, une équipe établit le plan de déploiement des matériels et autres intrants, par rapport à cette riposte et cela depuis la première épidémie d'Ébola.

Pour terminer, rappelons l'aspect de gestion des moyens mis à la disposition de la logistique. Actuellement, la gestion des stocks reste un défi au niveau de la logistique et des outils de gestion. Nous voulons qu'à l'avenir, nous mettions en place un logiciel d'application de gestion logistique et qui en temps réel, peut nous donner des informations sur les déploiements et le niveau des stocks de chaque intrant qui est rentré dans le cadre de la riposte. En même temps, améliorer le niveau de compétence de tous les logiciels qui vont être postés sur les différents sites des logistiques retenus dans le cadre de la riposte. Je réitère le fait que cet aspect est un défi majeur pour la gestion.

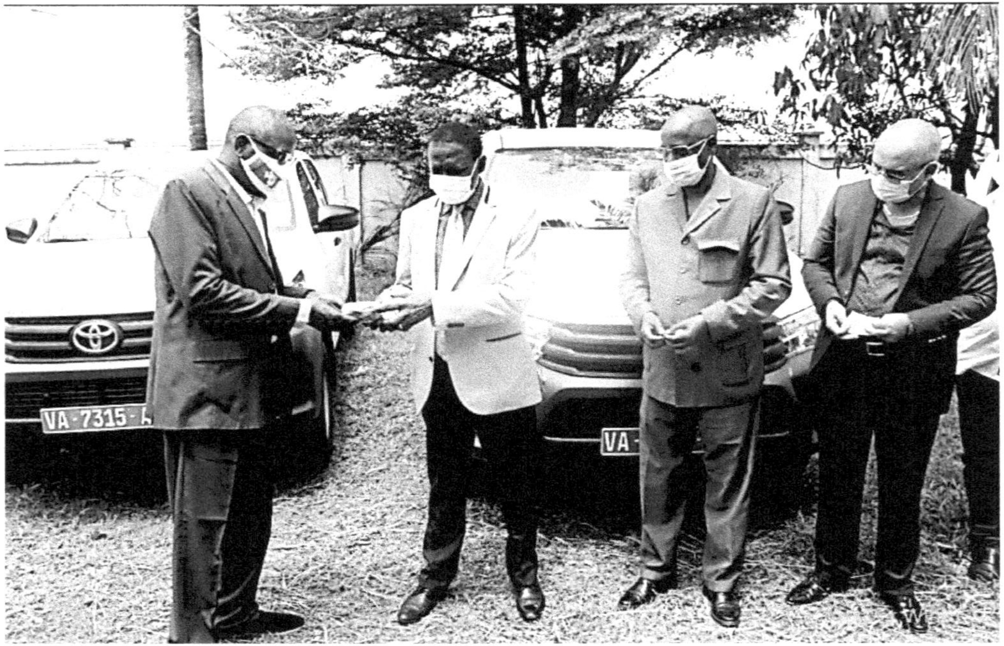


Remise de don de véhicules

# PILIER VII

# La recherche

La recherche est le pilier de la riposte qui permet de mettre en évidence non seulement l'origine du phénomène mais aussi les aspects qui ont concouru à sa survenue. Elle permet de comprendre les causes de la non-participation ou de la non-adhésion des populations en termes d'appui aux interventions de riposte. Dans cette partie qui est l'une de nos orientations avec ses deux grands axes de recherches, nous allons parler de la recherche fondamentale. Généralement, cette recherche prend du temps. Il s'agit de la recherche menée derrière les médicaments, les vaccins et même dans l'environnement afin de connaître l'origine de la maladie. Nous allons mettre ici un accent particulier sur la recherche opérationnelle (le deuxième axe) pour déterminer les causes qui freinent les interventions et celles de la non-adhésion des populations à la lutte contre la maladie dont elles sont exposées. Nous allons essayer d'identifier les insuffisances de nos différents piliers ainsi que tous les facteurs qui freinent leur évolution normale. Ainsi, nous allons mener des recherches opérationnelles pour pouvoir accélérer leur mise en œuvre.

Pour commencer, nous avons besoin de recherches anthropologiques pour connaitre la perception et la conception des populations vis-à-vis d'une maladie, les modes de gestion de ce phénomène qui s'est probablement répété, afin de pouvoir trouver des stratégies qui facilitent leur compréhension et leur adhésion. Nous devons mener des recherches auprès de nos structures de santé pour savoir pourquoi telle ou telle stratégie a été décidée tout ce qui a retardé la détection des cas et même interféré l'application des mesures préventives. De tels types de recherche nous permettent de mieux cibler nos interventions en utilisant moins de ressources sur le plan humain, matériel et même financier. Ces recherches nous aident à cibler les goulots d'étranglement de la mise en œuvre de nos interventions en vue de maximaliser ou de raccourcir notre délai. Ceci doit aller de pair avec les recherches fondamentales indispensables dans la riposte. Grâce à elles, nous connaissons de plus en plus de nouvelles maladies dont nous avons peu de connaissances sur leur origine, leurs modes de propagation, moins encore sur les modes de prévention et de traitement. Donc, ces deux recherches doivent s'opérer en parallèle pour pouvoir répondre à ces différentes questions quant à la prévention et au traitement des maladies émergentes.

Pendant la Covid-19, nous avons pu trouver un vaccin qui a significativement diminué la propagation de cette maladie et sa mortalité. Il en a été de même pour Ébola en Guinée, mais plus d'une année s'est écoulée entre la déclaration de l'épidémie en mars 2014 et le lancement de la vaccination en mars 2015. Il y a eu aussi plusieurs essais médicamenteux tant avec Ébola qu'avec la Covid-19. Mais pour le moment, si pour Ébola nous pouvons nous frotter les mains à cause de l'existence de certaines molécules qui sont efficaces, avec la Covid-19 nous n'avons pas encore découvert de traitement spécifique.

Ces recherches sont fondamentales et font beaucoup évoluer. Mais selon nos expériences, le meilleur remède pour limiter la propagation des maladies à potentiel épidémique en Guinée, est la vaccination. Elle a été et reste la stratégie de coup d'arrêt, même si cette vaccination doit être appuyée par d'autres piliers en termes d'efficacité, elle est en première ligne pour le contrôle de nos maladies. C'est pour cela que, j'insisterai beaucoup dans ce livre sur le fait que pendant la mise en œuvre de nos stratégies de riposte, nous devons trouver les arguments et les messages nécessaires afin qu'un maximum de population puisse adhérer aux dites stratégies. C'est vrai que souvent, il y a des réticences à la vaccination. Il faudra que les dirigeants, la société civile et les leaders communautaires en général soient mis à contribution pour gérer ce problème de réticence dans une collectivité donnée.

— *Ces partenaires Nationaux et Internationaux, doivent-ils laisser un groupe de personne, pour des raisons personnelles souvent liées à l'émotion ou par la perception des fausses informations qui circulent, refuser cette activité au point de constituer même un réservoir de virus pour toute la collectivité ? Quelle stratégie faudra-t-il mettre en place pour que ces foyers de résistance puissent se rendre compte que leur position peut non seulement contribuer à faire perdurer la maladie dans leur collectivité et constituer un risque pour la santé des autres ? Cette problématique du respect de l'avis d'un groupuscule par rapport à leur collectivité est pour moi un sujet de débat qui dépend des différentes localités et de l'ampleur d'une maladie et même de sa virulence. Quelles attitudes les autorités publiques et la société civile doivent-elles prendre pour qu'il y ait une certaine synergie, une certaine prise de conscience que j'appellerais union sacrée autour des maladies qui peuvent causer des morts dans une communauté ?*

— De ce fait, je pose cette problématique dans ce livre pour réfléchir sur des maladies qui affectent de plus en plus nos communautés dues certainement au changement climatique et à d'autres phénomènes que nous ignorons.

Nous interpellons dans ce chapitre tous les acteurs de la riposte à prendre en compte des thèmes de recherche opérationnels qui sont en adéquation avec la résolution des problèmes liés à nos interventions. Les exemples suivants sont des thèmes que je pense à éviter lors d'une riposte. Il s'agit entre autres : « *l'étude des effets des mutilations génitales (excision et circoncision) sur la transmission d'Ébola* » et « *l'étude sur l'influence des us et coutumes des différentes ethnies sur la persistance d'Ébola* ». Ces études n'ont pas eu d'impacts sur nos interventions car, la première a pris plus de deux mois avant d'obtenir les premiers résultats à telle enseigne que ces résultats ont trouvé qu'il y avait plus de cas d'Ébola dans la zone d'étude. Quant à la seconde étude, les résultats n'ont pas pris en compte le brassage culturel en Guinée, au point que beaucoup d'enquêtés ne pouvaient pas être classés dans tel ou tel groupe ethnique dû à la complexité des mixités. En plus, les résultats de ces études ne répondaient à aucun problème opérationnel pour le contrôle de cette épidémie. En conséquence, nous conseillons que les choix des thèmes soient orientés par les problèmes identifiés lors de nos interventions de riposte et non sur des bases émotionnelles.

Ce chapitre est une piste à prendre en compte par les gestionnaires de la riposte dès le début de l'événement parce que c'est un élément qui pourra les aider non seulement à mieux cibler leurs interventions mais aussi à vite limiter la propagation d'une maladie donnée. Mon but ici est de montrer la nécessité que ce pilier doit être envisagé au préalable dans une riposte afin de profiter de ses résultats efficaces.

En guise d'exemple, dans la première épidémie d'Ébola en Guinée, nous avons eu beaucoup de difficultés du point de vue adhésion de la population à nos stratégies de lutte. Il y a eu beaucoup de fausses interprétations. Comme quoi, nos équipes vendaient les organes des morts, voire même leur sang. Au lieu de nous voir comme des secouristes, on nous voyait plutôt comme des vecteurs mêmes de la maladie. Après des déficits de communication entre nos équipes d'intervention et la population, au cours desquels nous avons enregistré des scènes de violence atroces qui ont entraîné des décès parmi nos agents et des dégâts matériels importants, il a fallu une enquête socio-anthropologique pour mettre à nu des us et coutumes qui n'étaient pas pris en compte par nos équipes d'intervention au début et auxquels la population tenait. La population veut toujours qu'on prenne en considération ses cultures dans l'application de nos interventions. Et depuis lors, nous avons pris en compte les modes de vie de nos populations, principalement dans la préfecture de Guéckédou où il y a eu l'acception de la population quant à nos interventions. Cela a contribué largement à l'évolution de la riposte et nous a permis de contrôler la maladie dans ces localités. Ceci dit, les recherches d'ordre anthropologique et clinique sont nécessaires pour comprendre les retards et les goulots d'étranglement de notre riposte, jusqu'au contrôle définitif de la maladie.

Pour la recherche en Guinée, il est nécessaire de noter que durant toutes ces épidémies, beaucoup de chercheurs nationaux et étrangers ont mis en place des programmes de recherche et dont certains continuent encore de nos jours. Nous avons mené plusieurs recherches sur l'utilisation des différents types de vaccin contre Ébola, en collaboration avec un consortium composé de l'Institut National de Santé Publique des États-Unis, un grand Institut Français (INSERM) et le centre de recherches de Maferinya, depuis plus de deux ans et demi. Les résultats ne sont pas encore disponibles mais nous pensons que cela ne devrait plus trop tarder. Un certain nombre de questions cherchent encore leurs réponses. Par exemple, nous n'avons pas utilisé de vaccin contre Ébola aux enfants de moins de 6 ans, et reste la question de la durée de l'immunité. Ce sont-là des questions majeures sur lesquelles ces chercheurs travaillent. Dans cette logique, d'autres recherches ont été réalisées sur un vaccin contre Ébola proposé par la fédération de Russie et qui a été essayé à Kindia pendant deux ans. Nous attendons également les résultats de ces recherches. Aux vaccins s'ajoutent des recherches contre Ébola comme la (Favipiravir, l'Interféron et le plasma des guéris.) Les premiers résultats se sont révélés peu concluants et n'ont pas fait l'objet de publications.

Dans le cadre de la Covid-19, nous avons aussi effectué quelques recherches, dont certaines avec des médicaments comme l'Interféron, voire traditionnels avec de la Quinine et de l'eucalyptus. Là aussi, les résultats se révèlent très mitigés. Heureusement, plusieurs vaccins ont été autorisés par l'OMS, d'utilisation d'urgence l'homologation viendra après en vue de freiner l'évolution de cette pandémie internationale. La République de Guinée a très tôt fait le choix d'enregistrer 8 des vaccins proposés contre la Covid-19.

Pour terminer, nous encourageons la poursuite de la recherche opérationnelle dans le cadre de la mise en œuvre de nos activités pour la prévention et le contrôle des principales maladies à potentiel épidémique. Ce pilier est très important, nous devons veiller à son application dès la survenue d'une maladie. N'oublions pas non plus, de rester ouvert aux découvertes des nombreux chercheurs et de leur savoir-faire, leurs actions nous permettent de freiner l'évolution de beaucoup d'épidémies dans le monde.

# PILIER VIII

# La coordination

Quels que soient les efforts consentis dans les autres stratégies, sans une bonne coordination des activités, l'atteinte de nos objectifs risque de prendre du temps. Pour mieux appréhender cet aspect de la riposte, nous allons suivre un plan qui va s'articuler autour de différents points. Tout d'abord, je parlerai des trois niveaux de coordination, notamment le niveau Préfectoral, Régional et National.

— Les Préfectures sont le niveau d'exécution de nos activités. Actuellement, nous avons le personnel du Ministère de la Santé et le personnel des partenaires qui peut compter des expatriés comme des nationaux. Nous avons fait un constat amer au niveau des interventions de la riposte, c'est qu'à chaque grande épidémie, nous avons plusieurs partenaires qui veulent intervenir, pour la plupart, sur le terrain, plus précisément sur le même terrain.

Nous avons deux groupes de partenaires. Il y a des partenaires d'exécution et des partenaires financiers. Ces derniers donnent des ressources financières à des partenaires d'exécution qui sont généralement des ONG locales ou internationales et des agences d'exécution sur le terrain. Les défis de coordination de l'intervention des partenaires sont entre autres : l'harmonisation des grilles de per diem, des doublons d'activités, les mêmes recrues financées par plusieurs PTF, le non suivi des Directives Nationales, le reporting des informations sur la bannière du PTF, le nombre exorbitant d'experts mobilisés à profils inappropriés et parfois avec durée de séjour trop brève. Cela crée une situation d'embouteillage sur le terrain, réduit notre efficacité et ternit quelquefois l'image de la riposte.

Je vais vous donner un exemple. Pendant la gestion de la première épidémie d'Ébola à Nzérékoré, nous avons eu à faire à 17 partenaires alors que l'épidémie n'avait touché que 2 ou 3 sous-préfectures. Il y a eu plus de 150 experts mobilisés par rapport à cet événement qui n'en demandait pas autant, sans compter les nationaux qui étaient déjà sur le terrain. Dans cette situation, la coordination a rencontré d'énormes problèmes. Même la gestion des réunions de coordination était chose difficile car chacun voulait faire des interventions dans tous les domaines de la riposte. Il y a eu beaucoup d'interférence et d'incompréhension par rapport à la mise en œuvre de certaines activités. Chacun voulait évoluer sous sa propre bannière, et façon de faire.

Cette pléthore de personnel est un frein à l'évolution de la riposte. Nous devons, à l'avenir proposer un plan permettant une bonne coordination dans l'exécution de nos activités communes afin que celle-ci n'impacte pas le déroulement correct de la riposte. Savez-vous qu'une mauvaise coordination peut occasionner des réticences au niveau communautaire ? Nous avons eu un exemple très amer lors de la résurgence d'Ébola à Koropara où nous nous sommes retrouvés avec plus de 42 véhicules dans une localité qui n'avait même pas l'habitude de voir 3 à 5 véhicules en même temps par semaine. Cela a énormément inquiété et effrayé la population locale. Et, malheureusement, je pourrais citer bien d'autres exemples.

Même pour une investigation autour des cas de décès, plusieurs partenaires veulent à la fois intervenir. Une fois, nous nous sommes retrouvés avec 8 véhicules (chacun avec son logo) pour enquêter autour d'un cas de décès, chez une même famille. Imaginez la peur que cela a suscitée chez les habitants de cette maison, jusqu'aux voisins sidérés par la présence de tous ces véhicules. Ce genre d'intervention fait fuir la population et nous empêche de recueillir les bonnes informations. Quand vous venez en grand nombre pour trouver une famille en deuil, affligée, cela fait vite monter les tensions et engendre au sein de la localité des réticences. Les gens ont besoin d'être respectés dans leur deuil, dans leur coutume, et être traités avec

Humanité et beaucoup d'humilité. Le caractère discrétionnaire de la conservation des informations est totalement impossible quand il y a beaucoup d'intervenants. Malheureusement, ce type de comportement reste notoire dans les différentes ripostes connues, en République de Guinée, au niveau opérationnel.

— Au niveau régional, il y a moins d'actions de coordination parce que très souvent, le niveau régional est un peu marginalisé dans la coordination. Toujours est-il qu'il faut renforcer l'autorité du niveau régional pour venir en appui au niveau préfectoral et arriver à travailler ensemble dans la gestion de tels phénomènes. Il est très important que les partenaires intervenant au niveau régional jouent un rôle de supervision et non de substitution au niveau préfectoral pour que les choses se passent dans l'harmonie et dans le respect des Directives Nationales. Nous disposons d'un organe opérationnel au niveau régional qui est l'Équipe Régionale d'Alerte et de Riposte aux Épidémies (ERARE). Par rapport aux épidémies de grande envergure et de forte mortalité, ces équipes doivent être mobilisées et intégrées à la riposte en renfort au niveau préfectoral pour pouvoir accélérer la mise en œuvre de nos interventions. Elles doivent également mettre en place un mécanisme de suivi des tendances de l'épidémie et des mécanismes de gestion des informations. Le niveau régional peut ainsi informer les autres préfectures voisines et organiser lui-même des réunions de préparation face à la propagation probable de cette maladie, dans les préfectures avoisinantes. Pour nous, le niveau régional doit coordonner ces activités préparatoires et maintenir la mise à niveau des équipes d'intervention pour qu'en cas de propagation, elles puissent intervenir immédiatement. Mais il faut avouer que cela ne se passe pas ainsi. La plupart du temps, quand il y a un événement, le niveau central doit se déplacer lui-même pour venir gérer l'évènement. Le côté préparation des préfectures avoisinantes laisse fortement à désirer. Ce qui fait que quand l'épidémie se propage, nous sommes enclins à recommencer tout à zéro. Cet éternel recommencement des activités doit cesser.

— Au niveau national, la coordination est vraiment problématique. Vous savez la coordination à plusieurs niveaux. C'est la coordination de nos interventions qui vient en première position. En effet, il y a des acteurs nationaux et des acteurs internationaux. Toutes ces coordinations nous créent d'énormes problèmes. Souvent, il faut un leadership fort de la structure en charge de la riposte.

Toute riposte comporte quatre aspects. Il y a : *l'aspect technique, l'aspect diplomatique, l'aspect social et l'aspect politique*. Nous allons essayer de développer ces différents aspects sur lesquels nous fondons nos interventions dans les lignes qui suivent.

— Pour ce qui est de l'aspect technique, nous nous fondons généralement sur les orientations de l'OMS pour bâtir nos activités d'intervention. C'est dans ce cadre, une fois les activités définies que nous tentons de réaliser une cartographie des interventions des partenaires en fonction des piliers de notre intervention. Je suis très désolé de constater qu'au cours des années, les aspects humanitaires sont en train de s'effriter au profit des aspects financiers. La plupart de nos partenaires Nationaux et Internationaux utilisent la politique de l'argent disponible ou prévisionnel. Cette politique consiste à utiliser coûte que coûte l'argent disponible et l'argent qui a été prévu. Pourquoi je dénonce cette politique ? Parce que la plupart de nos partenaires ne veulent plus rester cloisonnés dans leur domaine de prédilection soit, le domaine qui relève de leur compétence. Des partenaires que nous avons choisis et pris en charge veulent en même temps aller sur d'autres secteurs comme la mobilisation sociale, la surveillance ou la logistique, à la recherche de fonds supplémentaires. Finalement, cela génère des interférences entre les activités des partenaires par domaine d'intervention, tout en créant un climat de compétition au lieu de complémentarité. Ce problème constitue un véritable frein dans l'évolution de la gestion de la riposte. Il faut faire feu de tout bois pour remédier à ce disfonctionnement pour que les principes du Ministère de la Santé qui sont au nombre de 3 puissent être respectés, à savoir : *la transparence, la recevabilité et l'alignement*. Il faut donc que chacun s'aligne selon son domaine prédéfini par le Ministère de la Santé à travers l'ANSS. En effet, c'est l'Agence Nationale de Sécurité Sanitaire qui est en charge de la coordination des ripostes. Nous voulons que chacun reste dans les lignes qui lui ont été définies au préalable.

En outre, il faut éviter les doublons d'activités, c'est-à-dire avoir pour une même intervention trois, quatre ou cinq partenaires dans une même localité. Cela occasionne des problèmes techniques et des gaspillages de ressources par rapport à l'intervention.

— Le deuxième aspect, c'est l'aspect Diplomatique. Historiquement, en République de Guinée, dans le cadre du développement sanitaire, certains partenaires ont des zones d'intervention de prédilection. Ce choix de zone de prédilection est parfois vu comme une question de « chasse gardée » pour leur intervention dans la zone en matière d'épidémie. Cela crée d'énormes quiproquos. Tous les domaines définis pour la riposte ne peuvent ni être prévus ni être pris en charge par un même partenaire financier ou ONG, habitué à couvrir cette zone. Plusieurs équipes doivent donc intervenir dans une même localité. Une autre situation, ce même partenaire ne peut pas ou n'accepte pas d'envoyer leurs donations en dehors de leur zone d'intervention. Cet état de fait amène parfois le regroupement d'un même matériel ou le regroupement d'une même donation de différentes origines pour une seule et même préfecture où souvent le besoin ne se fait pas sentir. Ce genre d'aide ne profite pas à la population de façon générale. Nous devons arriver dans les futurs plans d'intervention à négocier ce type de redéploiement pour éviter de tels gaspillages de ressources. Actuellement, nous sommes en train de gérer ces types d'exemple en matière de visioconférence, en matière de dons, en équipements de laboratoire où le problème est plus criard pour que nous puissions accepter le déploiement. Mais je suis conscient de la façon dont cela arrive. Lorsque nous faisons des requêtes auprès de plusieurs partenaires, certains annoncent publiquement qu'ils vont nous donner l'objet de notre requête. Mais beaucoup renoncent plus tard et d'autres retardent des mois durant avant livraison. Et comme nous sommes en riposte, nous sommes pressés. Nous tendons la main à qui peut faire une donation rapide. Au moment où les autres envoient, cela trouve que nous avons déjà été servis par d'autres partenaires. En conséquence, nous avons des difficultés de déploiement. Je profite donc de cette occasion pour inviter les partenaires financiers à plus de diligence parce qu'entre le délai d'annonce de l'octroi du budget et le délai de disponibilisation, il y a de trop grands écarts. "*Comment agir de façon efficiente lorsque des équipements prévus pour la riposte arrivent une fois que celle-ci est complètement contrôlée ?*" Nous sommes obligés finalement de ne pas les utiliser dans le cadre de cette riposte mais dans le cadre du renforcement de nos capacités. Mais s'ils étaient venus à temps, ils pouvaient nous aider à faire un contrôle plus rapide de la maladie.

— Le troisième volet est le volet social. Ce volet de la coordination est un peu influencé par nos organisations sociales. Aujourd'hui, il se trouve que pour une meilleure coordination, il est péremptoire de faire appel à certains ressortissants des localités où nous intervenons pour qu'ils comprennent la portée de nos actions dans leur localité respective. Il faut faire appel également à certains leaders religieux parce que si nous ne les associons pas, en cas de problème, nous aurons des difficultés de résolution des réticences. Le volet social de la coordination a l'avantage de prendre en compte les us et coutumes et les organisations sociales de la localité et peut nous ouvrir des portes pour l'acceptation de nos interventions. "*Mais quelle difficulté rencontrons-nous ?*" Si nous arrivons dans un endroit sans prendre en compte les organisations sociales de la localité, celles-ci se sentent vite marginalisées. Leur exclusion est une mauvaise option parce qu'elles sont sources de rumeurs qui contredisent nos méthodes ou interfèrent nos activités sur place. Un exemple frappant : quand nous étions à Koropara, il y avait une organisation sociale de jeunesse qui était en place et qui souhaitait être associée à la riposte mais nos équipes qui étaient déjà arrivées ont choisi d'autres organisations, extérieures à leur localité. Cette organisation de jeunesse s'est vue marginalisée et s'est sentie frustrée. Elle a commencé à émettre des messages démobilisateurs au niveau de la population pour la pousser à refuser nos interventions. Énormément de temps a été nécessaire pour convaincre cette organisation locale d'adhérer à notre cause, afin d'évoluer dans les activités. D'autres villages nous ont immédiatement fait savoir que si nous devons intervenir dans leur localité, il fallait impérativement prendre en priorité les ressortissants de leur localité.

En somme, je pense qu'en matière de coordination, il est nécessaire de prendre tous ces éléments en compte pour travailler en amont avec les ressortissants ou les organisations locales afin de mieux coordonner les interventions sur le terrain ; ainsi les déficits d'information et les rumeurs céderont la place à la bonne information sur le but de notre intervention et sur ses modalités d'exécution, dans la localité.

— Il nous reste le côté politique de la coordination. Pour la gestion de la riposte, un certain nombre d'organes ont été mis en place, notamment l'Agence Nationale de Sécurité Sanitaire, le Conseil Scientifique et le Comité Interministériel qui est l'organe au niveau Gouvernemental dont le travail est de nous aider à gérer et à coordonner nos interventions. Chacun de ces organes a sa partition à jouer. Les aspects opérationnels sont confiés à l'ANSS et le côté scientifique requiert l'avis du Conseil scientifique qui oriente nos actions dans le sens des évidences et des avancées scientifiques prouvées en raison de leur efficacité. Le Comité Interministériel aide à résoudre nos problèmes d'ordre stratégique, de mobilisation de ressources et l'implication d'autres départements Ministériels nécessaires à la mise en œuvre des activités de la riposte. Il donne aussi l'orientation politique parce que gérer une épidémie ne touche pas que l'aspect sanitaire, il faut tenir compte des aspects économiques et sociaux. Tous ces aspects doivent être gérés par le Comité Interministériel.

*Pourquoi, en parler de façon spécifique ?* La coordination politique a deux grands aspects. Il y a l'aspect de gestion au niveau Gouvernemental. Il y a aussi des aspects de gestion au niveau des Partis Politiques et au niveau de La Société Civile. Quand j'ai fait l'historique de la gestion des épidémies, j'ai constaté que les rumeurs et les mauvaises informations perçues à travers la presse par-ci et par-là ont conduit à des prises de position et des interprétations des activités de riposte qui ont fait l'objet d'actions de violence contre les équipes d'interventions rapides. Quoi qu'on fasse, certains partis politiques ou certains politiciens vont utiliser des arguments de riposte pour attaquer telle ou telle personne, se basant soit sur la source de l'épidémie ou ses facteurs de propagation, soit sur son financement ou sur sa gestion. De telles attitudes n'ont pas facilité la coordination, ni la gestion des épidémies en République de Guinée. Cela a fait l'objet d'une mobilisation de beaucoup d'acteurs sur le terrain qui n'avaient pas les mêmes types de motivation Humanitaire. Nombreux sont ceux qui avaient des agendas cachés par rapport aux interventions. En effet, la majorité venait pour des intérêts personnels ou économiques et non dans le cadre Humanitaire. À réfléchir de plus près, je pense que c'est ce qui a rendu la gestion de l'épidémie d'Ébola difficile.

— Au niveau Gouvernemental, force est lieu de souligner son fort engagement à travers son leadership dans la mobilisation des ressources internes et externes, ses orientations pour la mobilisation sociale et aussi son exemplarité pour la mise en œuvre de certaines interventions. Pour exemple, la vaccination de son Excellence, M. Le Président de la République, les membres du Gouvernement, les Députés et autres hauts cadres furent illustrateurs et appréciés par le peuple de Guinée. Cependant, il y a eu des divergences lors de certaines prises de décision pour la coordination des interventions. Le choix des directives pour les mesures de contrôle, l'application de certaines directives techniques n'ont pas fait l'objet d'accompagnement attendu par certains secteurs gouvernementaux.

À chaque situation d'urgence, plusieurs partenaires techniques et financiers interviennent. C'est comme un peu un match de football. On voit plusieurs entraîneurs, chacun avec son modèle d'équipe. Mais quoi qui arrive, c'est 11 personnes dans chaque camp qui vont jouer le match. Officiellement, un seul entraîneur est retenu mais en réalité chaque personne à son plan de jeu qui est différent de celui de l'entraineur dans la majorité des cas. *Je veux dire quoi par-là ?* Quand il y a une situation d'urgence, chacun a son plan en tête. Parfois, beaucoup nous proposent leur plan. Comme pour le cas précis de Covid-19. On nous a dit de « boucler » tout le monde en les enfermant à la maison : un isolement total. Personne ne bouge, tout le monde reste à la maison, selon le modèle Chinois. "*Mais ces mesures maximalistes qui ont des limites économiques sont-elles applicables en Guinée ?*" Si on ne prend pas en compte les aspects économiques d'un isolement, on risque de passer à côté. Beaucoup de mesures maximalistes nous ont été proposées, comme par exemple interdire les déplacements, fermer les frontières. "*Mais comment la population va gagner son pain quotidien ?*" Si nous ne prenons pas en compte les activités économiques, les us et coutumes, nous assistons à des scènes de mécontentement, de révolte, voire de violence qui peuvent conduire à des morts d'homme. Les faits qui se sont produits à Coyah parlent d'eux-mêmes. Nous avions érigé un barrage filtrant pour le contrôle des tests PCR. Seules les personnes testées négatives pouvaient quitter Conakry, épicentre de l'épidémie de Covid-19, pour aller vers l'intérieur du pays. Et cela a dégénéré, entrainant la mort de 5 personnes et de dégâts matériels. Force est lieu de constater qu'à l'époque, nous n'avions pas la capacité pour pouvoir satisfaire la demande en termes de délai de rendu des résultats des tests pour faciliter le déplacement des gens. Quand les paysans de Maferinya qui venaient faire des achats dans la ville de Conakry le matin et voulaient se retourner, ils devaient attendre au moins 24 h à 48 h pour entrer en possession de la carte. Ils n'étaient pas en règle aux yeux de la loi. Beaucoup de denrées périssables ont été ainsi perdues. Cette directive était contreproductive et risquait de retarder la riposte. À l'avenir, chaque mesure même si elle est copiée doit être étudiée en fonction de sa faisabilité technique, économique et sociale avant d'être adoptée. Parfois, ces mesures sont prises à la hâte sans une analyse en profondeur de leurs différentes implications sur le plan social et économique. Bien souvent, elles alimentent les réticences au niveau des populations au risque de rejeter nos stratégies et de freiner la riposte.

J'invite les uns et les autres à faire confiance aux services techniques qui sont en place pour mesurer l'impact de chaque décision afin de mesurer sa faisabilité sur le terrain et les possibles réactions de désapprobation au niveau des populations. Une prise de décisions appropriées et judicieuses ne peut se faire sans tenir compte des avis des techniciens sous peine de recommencements éternels. La prise en compte dans le futur de ces aspects devrait permettre de limiter les incidences négatives sur le déroulement normal d'une riposte.

Toujours dans le cadre de la coordination, il nous faut aborder un point sur l'achat de matériel. Beaucoup de matériels achetés se sont avérés ni nécessaires, ni bénéfiques pour la riposte. Il faut encourager un dialogue avec nos partenaires afin que le choix des matériels se porte sur des dispositifs utiles et utilisables en Guinée. Combien de matériels sont restés dans leur carton, faute d'un dispositif électrique compatible, de consommables introuvables en Guinée, ou par méconnaissance pour l'emploi.

Pour finir, il faut reconnaître que la Guinée ne ménage pas ses efforts dans le cadre d'une riposte et améliore au fil du temps la coordination. Si je compare le niveau de coordination d'aujourd'hui, beaucoup de progrès ont été réalisés sur les leçons apprises depuis les dix dernières années. Nous avons également mis en place une cellule de communication qui a été améliorée à travers la mise en place de l'Agence Nationale de Sécurité Sanitaire. Tous ces organes, aujourd'hui en place, doivent faire une évaluation de leurs progrès et de leurs manquements à chaque évènement afin de mieux préparer l'avenir pour gagner en temps et en ressources. Si les choses sont bien coordonnées, si les bonnes décisions sont prises à temps et exécutées dans les meilleures conditions, nous réaliserons une formidable avancée dans la qualité de nos ripostes.

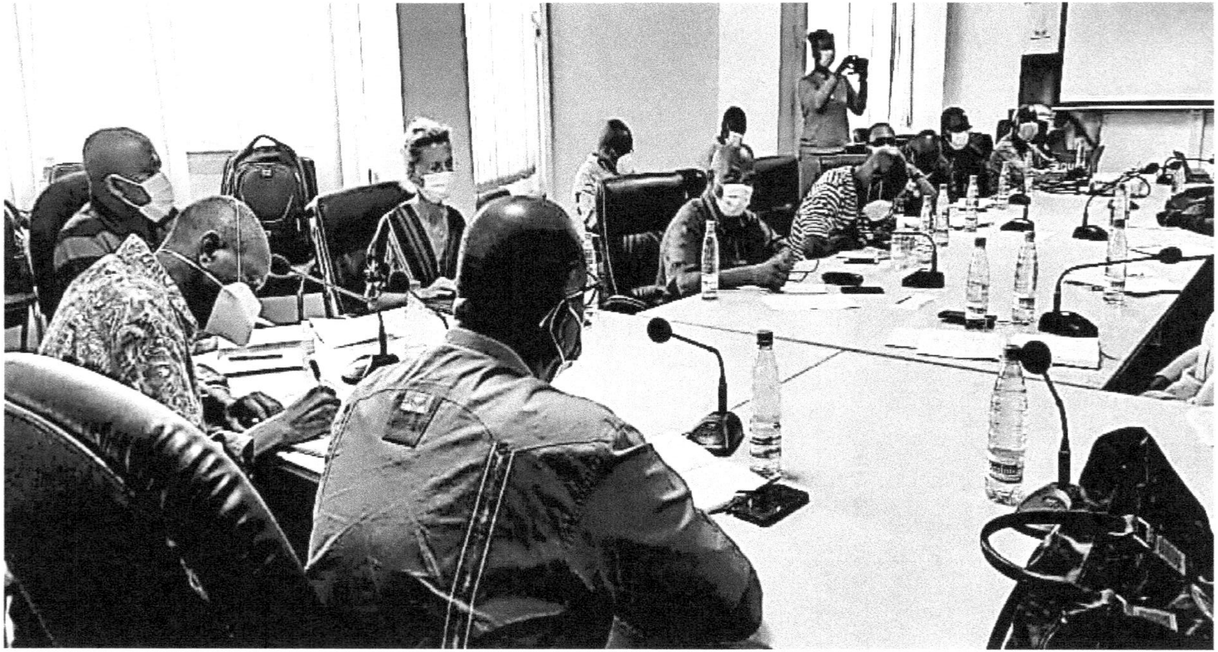

Réunion de coordination et de suivi

# PILIER IX

## La mobilisation des ressources financières

La mobilisation des ressources financières est le pilier qui détermine l'allure même de la riposte. Cette mobilisation, à nos yeux, revêt de nombreux points de difficultés que nous allons tenter d'évoquer avec vous. La première difficulté, lorsqu'une épidémie commence est de pouvoir prédire son ampleur afin de déterminer de combien de ressources, nous aurons besoin de mobiliser pour pouvoir arrêter sa propagation. Le budget doit être fait en fonction des zones et du nombre de personnes touchées, tout en évaluant les conséquences même de l'épidémie. Cette prédiction est très difficile à déterminer pour les épidémiologistes et les financiers. Dans la pratique, nous avons constaté que cet exercice est bien souvent révisé au fur et à mesure de l'évolution des maladies à potentiel épidémique.

— Pour vous donner un exemple pratique avec l'évolution de la première épidémie d'Ébola, notre premier plan d'action prenait en compte environ 12 millions de dollars. Mais, nous nous sommes vite rendu compte avec le rythme de propagation de la maladie, que cette estimation était dérisoire pour atteindre un contrôle total. Ce montant était planifié selon les réalités du moment où l'épidémie était concentrée sur deux préfectures, notamment à Gueckédou et à Macenta. Puis dans un temps record, nous avons vu l'épidémie atteindre de façon progressive jusqu'à 26 préfectures de notre Pays. Les planificateurs et les mobilisateurs ont eu alors de sérieuses difficultés pour l'ajustement de ce financement.

— Le deuxième point de difficulté pour la mobilisation des ressources financières, est l'écart entre l'annonce de l'octroi d'un don ou d'une contribution et sa matérialité.

Nous avons constaté que beaucoup de donateurs faisaient des annonces quant à leur participation aux efforts de riposte, mais concrètement l'argent n'a pu être perçu qu'après deux à trois mois. Pendant ce temps la maladie a continué à se propager.

— Le troisième point de difficulté pour la gestion financière, c'est la procédure de gestion. En effet, les procédures de gestion varient d'un partenaire technique et financier (PTF) à un autre. Très souvent, il faut signer des conventions avec eux, parfois même, il faut l'intervention de l'Assemblée pour son adoption. "*Comment alors concilier le caractère d'urgence des épidémies et la mise à disposition des fonds au niveau des procédures de gestion ?*" Voilà un certain nombre de difficultés que j'aimerais soulever pour que et les financiers, et les épidémiologistes, et les décideurs puissent trouver des voies, pour que certaines sources financières, puissent être rapidement opérantes, dans l'urgence notamment pour engager des actions au niveau des piliers de la riposte, afin de limiter la propagation de l'épidémie. *Quels sont ces piliers dont je fais référence ?*

— Le premier concerne la vaccination qui s'avère très efficace dans la limitation des maladies. Tout ce qui est acquisition des vaccins et des moyens de vaccination jusqu'à la chaîne de froid doit être facile d'accès. Ne serait-ce que faire en sorte qu'après les épidémies, nous renforcions certaines des capacités locales avec le restant du budget. Cela permettrait, dans le programme de relèvement du Pays de limiter d'autres dépenses dans le futur. Pour exemple, il est indispensable d'avoir une capacité de chaine de froid pour la conservation des vaccins en état de fonctionnement que ce soit pour leur utilisation en période de riposte, voire pour leur stockage, ces derniers étant généralement importés. On le voit avec certains vaccins contre la Covid-19, où leur accessibilité est conditionnée par les capacités de la chaine de froid existantes dans les Pays. Nous devons également pouvoir disposer de stocks de pré positionnement de vaccins, et que les partenaires acceptent avec la cartographie des épidémies de raccourcir ces procédures d'acquisition.

— Le deuxième pilier essentiel, à mes yeux, est la prise en charge.

En cas d'épidémie, il faut pouvoir isoler les malades pour éviter qu'ils ne continuent à contaminer leur entourage. Les centres d'isolement doivent être opérationnels dès l'annonce d'une épidémie afin d'aider à la circonscrire, dans les plus brefs délais. Lors de la première épidémie d'Ébola, déclarée au mois de Mars 2014, nous n'avons pu disposer de centres de prise en charge qu'en Décembre 2014. Nous avons mis énormément de temps pour mobiliser les ressources, puis installer ces centres, entre 30 à 45 jours. Tout ceci a retardé la prise en charge voire la qualité des soins donnés. Aujourd'hui, ces centres continuent à nous servir tout au long des épidémies survenues en Guinée. Cependant ces centres construits lors de la première épidémie d'Ébola avec une capacité de 12 à 18 lits se sont vite avérés insuffisants pour faire face aux nombreux cas de Covid-19. Il nous faut donc envisager des ressources complémentaires comme disposer de centres de type « Molards », sorte de chapiteaux, d'installation facile et qui ont une grande capacité d'accueil. Dans toute épidémie, il faut pouvoir isoler rapidement les cas suspects et les cas avérés, pour limiter la transmission de l'épidémie.

À l'isolement, on ne peut pas parler de prise en charge sans un accès aux thérapeutiques. Les médicaments aussi, en fonction des innovations scientifiques, doivent pouvoir être pré positionnés, tout comme le nécessaire pour la détection rapide des épidémies, le fonctionnement du laboratoire avec les appareils et leurs réactifs. Il faut que les budgets pour ces différents piliers soient pré positionnés, et la mobilisation de ces ressources pendant l'épidémie, ne doit pas retarder les effets des efforts de riposte.

Pour moi, suite aux erreurs ou les insuffisances du passé, nous devons maintenant réfléchir à ce que nous puissions mettre certaines de nos activités de mobilisation de ressources dans la préparation à la riposte aux épidémies. Certaines activités doivent pouvoir bénéficier de mécanisme de décaissement rapide mis en place pour les situations d'urgence. De passage, nous saluons beaucoup les efforts du Gouvernement Guinéen qui pour la première fois a mis un budget important comme fonds de riposte à notre disposition, pendant la dernière épidémie d'Ébola. La participation Nationale à cette riposte a été très importante dans la prise en charge de beaucoup de compartiments qui n'avaient pas reçu de financement extérieur. Compte tenu du fait que la Covid ait affecté presque tous les Pays du Monde, la mobilisation des ressources extérieures a été cette fois-ci très timide. Nous saluons à travers ce livre l'engagement du Gouvernement non seulement pour la prise en charge des centres de traitement des cas de Covid et de leur personnel, l'accès gratuit aux médicaments ainsi que l'achat de certains vaccins sur fonds propres. Ce qui dénote de l'engagement du peuple de Guinée à faire face à la Covid. Et comme dit le dicton « *quand on lave ton dos, tu dois laver ton ventre.* » Le Gouvernement Guinéen, cette fois, a mis cela en pratique. Il a beaucoup contribué dans les efforts de riposte soit par ses relations diplomatiques bilatérales ou par des financements directs.

Il faut reconnaitre que nous avons été fortement mobilisés par la gestion de plusieurs épidémies simultanées, en Guinée. Depuis le début de l'année 2021, nous avons fait face à quatre épidémies notamment celle d'Ébola que nous venons de contrôler, mais aussi une de fièvre Lassa, des cas de rougeole et l'épidémie de Covid-19 contre lesquelles, nous continuons de lutter. Cela fait quatre épidémies sur les bras du Gouvernement, plus particulièrement du Ministère de la Santé. La gestion des finances est cruciale dans ce contexte pour faire face à toute cette complexité d'épidémies. Nous invitons donc les financiers à être plus regardants, et à mettre à la disposition du Ministère de la Santé des procédures d'urgence simplifiées permettant de mobiliser plus facilement les fonds nécessaires pour lutter contre ces épidémies qui continuent à endeuiller certaines familles.

Qui parle d'urgence parle d'anticipation. Pour limiter l'ampleur d'une épidémie, et éviter qu'elle ne se déplace d'une localité à autre, il faut une rapidité d'action. Et pour obtenir une rapidité d'action, il faut la disponibilité de finances. Plusieurs partenaires sont en train de nous aider, certains ont fait des annonces de fonds mais l'entrée en possession de ces fonds pose souvent problème entre l'annonce et leur obtention, le délai peut être très long et cela freine bien souvent la riposte. C'est pourquoi ce chapitre est très important.

Je note aussi la participation du secteur privé et des personnes de bonne volonté. Que ce soit Ébola ou Covid, il y a une réelle participation du secteur privé. Évidemment, beaucoup de privés ont contribué à la riposte contre nos maladies. Et l'un des apports les plus importants fut celui de la société minière, la SMD, qui a même loué un avion pour aller prendre nos vaccins d'Ébola à Dakar afin que ceux-ci soient disponibles dans les meilleurs délais. L'avion de la SMD a été obligé de prendre le relais au pied levé d'un avion en provenance des États-Unis qui transportait les vaccins. Pour cause de mauvaise météo, l'avion qui n'avait pu atterrir à Conakry avait été redirigé à Dakar. Sans le concours de la SMD, ces vaccins auraient accusé un énorme retard, pouvant ainsi favoriser la propagation de l'épidémie et la péremption des vaccins. Cet acte a nettement contribué au contrôle de la maladie, à Nzérékoré. Ils continuent également à nous appuyer à la riposte contre la Covid.

Les sociétés doivent avoir conscience que les épidémies freinent leur productivité. C'est donc bon que chaque société privée joue sa partition en contribuant à l'effort de riposte de l'État. Quand la maladie survient, tous les grands projets de développement sont mis à l'arrêt ou au ralenti. C'est grâce à une riposte rapide et efficace que nous pouvons permettre la fonctionnalité de ces entreprises. Les maladies constituent un ennemi commun, et "le nerf de la guerre reste l'argent". Leur engagement à contribuer aux efforts de l'État de façon consistante est une nécessité commune dès l'apparition d'une épidémie. Notre rapidité d'intervention pour la circonscrire très rapidement permet également d'éviter l'arrêt des projets de développement et la productivité des entreprises privées.

Par ailleurs, durant la riposte aux épidémies antérieures, deux types de mécanismes de gestion des ressources financières ont été mis en place à savoir :

— Premièrement les dons à l'État. Il y a eu des comptes que l'État a identifiés où les versements sont effectués et où les techniciens formulent des requêtes conformément au plan de riposte et transmettent au Ministère de la Santé. Ce sont ces requêtes qui sont transmises aux Ministères du Budget et des Finances.

— Le deuxième mécanisme, sont les dons des partenaires. En Guinée actuellement, chaque partenaire a son mécanisme de financement. Certains peuvent intervenir directement à travers l'Agence Nationale de Sécurité Sanitaire (ANSS) ou d'autres services collaborateurs tel que l'Institut National de Santé Publique (INSP), soit au travers de remise de matériels en nature ou des finances de façon directe. Pour d'autres, les financements proviennent de leur propre organe de gestion. Nous, en tant que gestionnaires de la riposte, nous nous accommodons aux trois mécanismes. Mais, nous souhaitons qu'il y ait une meilleure coordination, une meilleure transparence et une plus grande rapidité dans la mise à disposition de ces fonds puisque les virus n'attendent pas, et pour que nous puissions agir vite pour arrêter la propagation des épidémies et le saignement financier que celles-ci peuvent entraîner. La notion de rapidité est mon leitmotiv parce que plus nous sommes rapide à réagir, plus nous avons la chance de contrôler la maladie rapidement et ainsi d'économiser certaines ressources financières. En mettant trop de temps dans les procédures, les activités ne sont pas réalisées à temps et la maladie a le champ libre de se propager de telle sorte qu'au moment du décaissement, l'argent risque d'être insuffisant pour couvrir toutes les dépenses et satisfaire les nouveaux besoins.

— En conclusion, investissons dans la préparation à la riposte contre les épidémies et la mise en place de procédures simplifiées, ces préalables sont les gages d'un contrôle rapide des épidémies. Ceci contribuera à la réduction des coûts de la riposte qui est en train de prendre de l'ampleur quand les épidémies durent en temps. Nul n'ignore le déficit financier que la Covid-19 occasionne dans les budgets de tous les États en influençant négativement le commerce international et limitant la mobilité des personnes et de leurs biens. Nous pensons donc que les personnes en charge de la gestion de ce pilier devront tirer les leçons pour une gestion beaucoup plus performante des épidémies à venir.

# PILIER X

# Les aspects émotionnels de la riposte

J'ai tenu à m'exprimer sur les aspects émotionnels de la riposte car je me suis rendu compte tout au long de mon expérience dans la gestion des épidémies que l'émotion interfère significativement sur le cadre de la riposte. S'il existe un parasite dans la gestion de la riposte, c'est, sans aucun doute, l'émotion qui, à différents niveaux, a une incidence négative sur la gestion des maladies à potentiel épidémique. Pour mieux aborder ce chapitre, je vais vous donner quelques exemples afin que les acteurs impliqués puissent mesurer le danger potentiel des émotions dans une riposte.

— La première cause des réactions émotionnelles vient du fait que, très souvent, la plupart des maladies à potentiel épidémique que nous constatons aujourd'hui sont des maladies dites émergentes et inconnues par bon nombre d'acteurs impliqués dans la gestion de la riposte avec une connaissance très insuffisante sur toutes les facettes des maladies en cause. Un grand nombre de décès entrainent également beaucoup d'émotions jusqu'à affecter la confiance de la population vis-à-vis des acteurs de la riposte à l'épidémie.

Nous constatons des réactions émotionnelles à différents nivcaux. Jc commcnccrai tout d'abord par lcs actcurs dc la santé. En fonction des divergences d'écoles et d'approches pour gérer une maladie épidémique, ils sont souvent influencés par leur appréhension personnelle de la maladie et par les nouvelles qu'ils reçoivent par rapport au respect des différents piliers d'orientation de l'Organisation Mondiale de la Santé (OMS) qui, pour moi, devraient être le guide pour toute intervention en matière d'épidémie. Fréquemment, nous prenons des décisions teintées de beaucoup d'émotions et qui, en conséquence, produisent très peu de résultats et sont susceptibles d'entraîner des réactions négatives au niveau des populations. Par rapport à la surveillance, le premier réflexe que nous avons face à une maladie, c'est de s'enfermer sur soi-même. Beaucoup de gens disent que même certains livres religieux ont recommandé de « boucler » les différentes zones où la maladie peut survenir. Mais c'est bien facile de dire de « boucler » une zone en se basant sur la réaction émotionnelle, mais la réalité voudrait que les techniciens puissent analyser toutes les implications de la pratique de cette stratégie. "*Comment alors subvenir aux besoins primaires des personnes qui sont dans ce cercle où on a empêché toute mobilité. Comment les soigner ? Comment les nourrir ? Comment résoudre leurs besoins essentiels. Quelles sont leurs disponibilités de revenus pour couvrir la période de confinement ? Avec la multiplicité des points d'entrée et la connectivité aérienne et maritime de nos frontières, comment donc assurer une fermeture efficace* ?" Voilà des questions majeures sur lesquelles il convient de réfléchir avant d'envisager une stratégie d'isolement et de prendre certaines décisions qui, sur le plan financier, demandent beaucoup de fonds. Je vais vous donner l'exemple d'une scène que j'ai personnellement vécue.

Quand il y a eu des rumeurs lors du premier épisode de l'épidémie d'Ébola à Guéckédou et à Macenta, on nous a proposés des décisions draconiennes qui n'avaient aucun rapport avec certaines de nos réalités.

— La première décision, c'était d'abord de confiner la zone touchée par la maladie.

— La deuxième décision était favorable à l'incinération des corps en cas de décès et des objets qu'utilisaient ces malades. Nous nous sommes rendu compte que l'application de ces deux règles aura des impacts considérables sur la vie des citoyens et que sur le plan économique, cela allait nous exposer à une hémorragie financière. Avec cette épidémie qui a duré presque deux ans, la Guinée n'avait pas les moyens financiers pour prendre en charge les besoins essentiels des habitants de cette zone en limitant le mouvement des gens. N'oublions pas que Guéckédou abrite l'un des plus grands marchés de la Guinée, confiner cette préfecture allait impacter toutes les populations de notre Pays et voire même celles de la sous-région. "*Donc, qu'avons-nous fait* ?" Nous avons essayé de mieux cibler notre intervention sur les contacts et le suivi des malades qui nous a permis d'éviter ce confinement général avec cette dépense faramineuse. Quant à l'incinération des corps pratiquée dans un Pays voisin, nous avons constaté que cet acte avait occasionné une réelle réticence chez les populations. L'incinération des corps en Guinée et dans les Pays de la sous-région n'est pas dans les habitudes culturelles des populations. Brûler le corps de la Maman ou du Papa de quelqu'un est très mal vu ici et constitue une offense à nos us et coutumes. Dès le début, nous n'avons pas retenu cela comme une stratégie. Nous avons dû trouver une méthode acceptable et adaptable à nos us et coutumes pour pouvoir désinfecter nos corps avec des solutions désinfectantes, tel que l'hypo-chlorite de calcium qui permet d'atteindre le même objectif et même de pulvériser les habitations des défunts. Cette pratique a permis d'offrir aux corps un enterrement digne et sécurisé.

Le personnel des structures de santé, particulièrement touché lors de la première épidémie avait des difficultés à participer à la riposte de peur de s'infecter. Il y avait beaucoup de préjugés sur la maladie d'Ébola, pour certains soignants, il était difficile de croire à une origine virale, y voyant une origine Divine ou maléfique. Cela a freiné conséquemment l'engagement du personnel de santé dans la lutte contre cette épidémie.

L'autre aspect émotionnel se trouve au niveau de la population au sein de laquelle il y a eu beaucoup d'interprétations sur la survenue d'Ébola. Il y a eu même des lectures parfois communautaristes et d'autres lectures sur fond de valeurs coutumières. Certains ont pensé que seuls ceux qui ont l'habitude de manger des animaux sauvages pouvaient être infectés par la maladie. Ils ne se sentaient pas concernés par la maladie. Même si le premier cas serait venu d'une origine animale, les autres cas provenaient de la transmission interhumaine à travers les flux corporels des personnes infectées, sans distinction entre les ethnies et favorisée par les interactions sociales. Le virus s'est très facilement transmis à travers le voisinage, les relations amicales et les cérémonies sociales qui mobilisent un grand monde de personnes. Ces interprétations étaient purement émotionnelles et d'origines très diverses. On disait que la maladie était une malédiction de Dieu et que seule la prière pouvait nous sauver. On disait aussi que quelqu'un a dû manger un serpent de couleur blanche, chose ayant provoqué la maladie. Une autre rumeur provenait des guérisseurs traditionnels pour qui Ébola était une maladie ordinaire non traitable par la médecine moderne mais qu'ils pouvaient guérir à coup de potion magique ou de décoction. Ce type d'interprétation a conduit certaines personnes à se détourner des centres dédiés au traitement de la maladie pour avoir recours à ces guérisseurs. Certains marabouts ont également dit pouvoir soigner la maladie à l'aide des talismans qu'ils fabriquaient. Ce constat fait pendant la première épidémie d'Ébola a été également constaté pendant cette épidémie de Covid-19 que nous traversons. Ces diverses interprétations désorientent les malades, retardent leur prise en charge et peuvent conduire à des cas de décès.

*Pourquoi je parle d'émotion* ? Il y a des termes qui sont très fréquents dans notre société comme : « *on m'a dit* » ; « *j'ai entendu* » ; « *j'ai rêvé* », etc. Ces termes en réalité conduisent à des attitudes émotionnelles et déterminent le comportement de beaucoup de personnes. Ils les écartent de nos stratégies visant à détecter précocement des cas et les éloignent de nos structures de soins. Je regrette l'intervention de certaines mass-médias qui ont aussi alimenté la diffusion de rumeurs et même soutenu des guérisseurs et des marabouts à travers leurs émissions et informations. Dans cette partie, je voudrais insister sur la nécessité de cultiver la population par rapport à ces rumeurs infondées comme : « j'ai lu tel article » ou « tel monsieur m'a dit ». Il faut éduquer les populations à accepter les informations délivrées par nos scientifiques parce qu'elles sont crédibles. Elles doivent se contenter des informations qu'elles reçoivent de nous. On dit très souvent que le message, ce n'est pas la personne qui l'émet mais c'est la crédibilité et la fiabilité de la source. Cela est très important pour mobiliser nos populations. Entre un jeune garçon que nous prenons pour transmettre un message et un leader communautaire reconnu comme personne ressource, le message ne sera pas reçu de la même manière. Nous pensons donc que la crédibilité du porteur de message doit être un facteur de croyance et de validité du contenu du message. Le fait que dans notre société, les gens aiment beaucoup « gober » des « on-dit » et des imaginations, augmente l'émotionnel dans le processus, cela interfère avec notre pouvoir de sensibilisation et d'information de nos communautés sur le phénomène de maladie. Pire, ces intoxications créent des doutes dans la tête des uns et des autres et les détournent de nos centres de détection et de nos centres de prise en charge. C'est ce qui explique la prise en charge tardive des cas de malades augmentant le risque de décès.

L'émotion se retrouve aussi au niveau de nos partenaires. Le plus souvent, beaucoup de nos partenaires ont des difficultés pour s'aligner aux programmes nationaux de riposte qui sont fondés sur des orientations établies par l'OMS. Leur adaptation aux plans rédigés au niveau national leur pose problème. Pour donner un exemple très précis, je vous vais raconter cette scène. Pendant la première épidémie d'Ébola, on m'a proposé de faire une recherche sur l'attitude des différentes ethnies, leurs us et coutumes et l'impact de tout cela sur la survenue d'Ébola. Alors, quand vous analysez le brassage des ethnies où il y a les mariages intercommunautaires et le caractère cosmopolite de notre société, il est très difficile, avec des fiches d'enquête, de trouver des gens qui répondent à l'originalité. Très tôt, j'ai personnellement compris que c'était une peine perdue et j'ai dénoncé l'impact de cette recherche sur nos efforts de contrôle de la maladie. J'ai dit que ce résultat pouvait entraîner des interprétations à caractère discriminatoire. Cette recherche n'a jamais pu aboutir et malgré des sorties de fonds pour sa mise en œuvre. J'invite donc ici les uns et les autres à comprendre que si l'on veut aider quelqu'un, on doit l'aider dans le plan établi en communauté avec les institutions qui sont spécialisées dans ce domaine.

— Deuxièmement, nous avons eu également beaucoup d'ONG Nationales et Internationales qui sont venues sans avoir la maîtrise du concept Ébola, ni de Covid et qui pensaient pouvoir nous aider dans la lutte. En les interrogeant, on se rend compte que leurs interprétations sont en parfaite contradiction avec les évidences scientifiques que nous recevons à travers les différentes publications. Toutes croient beaucoup à la portée de leurs interventions, il est très difficile de les ramener à l'évidence. Ces ONG pensant nous aidé créent au contraire des émotions au sein des populations et les écartent même de la riposte. "*Comment nous en tant que gestionnaires de la riposte, pouvons- nous canaliser tous ces intervenants vers des activités susceptibles d'apporter des résultats tangibles et efficaces* ?" Voilà une des raisons pour laquelle, je tenais à parler de ces aspects émotionnels qui nécessitent une prise de conscience dès le début d'une riposte. Ces émotions enflammées par des positions politiques et partisanes doivent être dissipées au profit d'évidences scientifiques. Pendant les ripostes, il faut privilégier l'union sacrée des Partis Politiques, de la Société Civile et des Partenaires et faire taire les polémiques nourries par des mensonges et des ressentis. C'est le combat collectif qui assure la survie de nos communautés parce que les maladies ne font pas de différence entre les ethnies. les épidémies n'épargnent personne. Pour notre cohésion sociale et notre survie en collectivité, je crois désormais qu'il faut créer une union sacrée. Il faut voir la Guinée avec toutes ses composantes et non au travers de nos différences Ethniques, Politiques et Religieuses. Si je tenais à parler des impacts de l'émotion dans nos luttes ses implications négatives sur le déroulement de la gestion des épidémies dans nos différents pays c'était pour dire que l'union sacrée doit prendre le dessus sur l'émotion durant la riposte. On peut penser que l'émotion se trouve juste au niveau des populations indigènes mais l'émotion est Humaine. Certes, l'illettrisme est le terreau fertile de l'émotion mais celle-ci touche même les scientifiques. À nous de détecter ces réactions émotionnelles rapidement et de les canaliser avant qu'elles se ne propagent parce qu'elles sont contagieuses.

# PILIER XI

# Les opportunistes

Avec le temps et l'expérience de la gestion des crises sanitaires, nous avons vu apparaitre de plus en plus d'actions que je nommerais « opportunistes » nuisibles pour nos efforts de riposte. "*Qu'est-ce que j'appelle action opportuniste* ?" C'est une manifestation de conflit d'intérêt par rapport à la riposte. Mon cri de cœur est un appel que je fais à l'endroit de tous pour rendre plus Humanitaires nos actions de riposte qui s'écartent aujourd'hui de la vision globale et du but même de nos activités de riposte en période de situations d'urgence et de malheurs qui frappent bon nombre des citoyens de notre Pays qui se retrouvent dans la détresse soit pour cause d'inondation, de tremblement de terre ou d'épidémie. Des situations d'urgence au cours desquelles certains acteurs trouvent une opportunité d'enrichissement soit de leur organisation, soit de leur propre personne.

— J'écris ce chapitre pour attirer l'attention de la communauté Nationale et Internationale. En effet, ce phénomène peut se retrouver à tous niveaux, national comme international, si on n'y prend pas garde, il peut non seulement ternir l'image des différents acteurs mais aussi de diminuer la crédibilité de la population vis-à-vis de nos actions de riposte, par conséquent, freiner leur élan. Essayons de moraliser un peu nos actions de riposte pour que les acteurs chargés de la gestion de la riposte puissent prendre des actions visant des résultats qui limitent l'ampleur et surtout la propagation de la maladie. Pour bien examiner ce chapitre, je vais parler des opportunistes aux niveaux National et International.

— Au niveau National, si dans la première épidémie d'Ébola, il y a eu des membres de la société civile, des ONG, des ressortissants, qui sont venus à titre volontaire nous aider pour le contrôle de la maladie avec un cœur humanitaire, c'est-à-dire sans raison pécuniaire, d'autres avaient pour intention de profiter de la vulnérabilité du Pays. Cela s'est surtout remarqué lors de la seconde période de la crise Ébola, et aujourd'hui encore durant la gestion de la crise Covid-19. Nous avons constaté que beaucoup d'ONG créées parfois avec des agréments falsifiés, ont proposé des programmes « *bidon* » pour soi-disant nous apporter leur aide à la sensibilisation ou autres interventions. Mais en réalité, elles avaient des intentions cachées. Pour moi, il est temps de dénoncer ce phénomène dérangeant pour que les gestionnaires de la riposte puissent en prendre note. L'une des dernières soumissions de ce type m'a été faite pendant Covid où un des acteurs de la société civile nous a demandé 6 milliards de nos francs pour pouvoir appuyer la sensibilisation à la vaccination alors qu'avec les 6 milliards, nous pouvons payer les indemnités de tous les vaccinateurs pour assurer la même vaccination et voire même payer les agents communautaires ou les mobilisateurs communautaires pour faire la même chose. Une ONG qui réclame un tel montant pour faire de la sensibilisation par rapport à la vaccination est selon moi une ONG faite d'opportunistes. Quel sera l'impact réel de son activité? Qu'est-ce qui vaut de dépenser une telle somme au détriment d'actions concrètes, mesurables sur le terrain et prioritaires comme appuyer la vaccination? Nous en avons aussi parmi les fournisseurs de services, si je prends l'exemple de la circulation de tests rapides que nous collectons par-ci par-là et qui passent à travers les Nationaux pour que nous puissions les utiliser. Heureusement, dans la gestion de la riposte, nous avons mis en place un système de validation des tests :

— Le premier exige que le test rapide soit recommandé par l'OMS.

— Le deuxième veut qu'on fasse un test de concordance pour calculer la spécificité et la sensibilité des tests avant de les inscrire sur les tests autorisés en République de Guinée comme cela se fait dans la plupart des Pays.

Prenons l'exemple des tests rapides de diagnostics de Covid19. De nombreux tests rapides retrouvés en circulation sur le territoire national se trouvent être illégaux, non référencés par l'autorité sanitaire et ce, malgré la mise en place d'un dispositif national de contrôle. Il nous faut en prendre conscience et cela à tous les niveaux, pour démanteler ce genre de réseau afin que l'opération se fasse dans les rigueurs scientifiques. Faute de quoi, nous aurons affaire à des résultats de faux diagnostics qui peuvent entraîner de nouveaux clusters, mettre la vie de certaines personne en danger, voire générer des réticences de la part des populations. Nous devons impérativement en finir avec ces opportunistes qui ne visent que le côté matériel. Ce que je viens d'expliquer est un exemple parmi tant d'autres. Car, ce phénomène ne se passe pas seulement au niveau des tests. Aujourd'hui la meilleure arme contre la Covid-19 est la vaccination. Il faudra que les acteurs chargés de la gestion des vaccins soient appuyés et soutenus par l'autorité pour que l'intégrité dans leur choix et leur distribution soit vraiment objective pour éviter le gaspillage de ressources mais aussi d'éventuelles fraudes.

Pour les décideurs, nous voulons proposer un mécanisme pour éviter des prises de décision malencontreuses. Bien souvent ces actions, sujets de trafic d'influence ou de manipulations ne peuvent pas se faire sans la complicité de personnes ayant pouvoir de décisions. Ils passent par ces derniers soit pour bénéficier de facilités administratives, ou pour influencer directement des prises de décisions dans l'achat de tel ou tel matériel. Bref, ils font du lobbying. Il peut s'agir pour exemple d'introduire un dispositif qui a fait ses preuves dans d'autres pays, mais sans se soucier de savoir si ici, il sera adapté, voire utile pour la riposte et ceci avec des coûts dispendieux, et mal employés.

Combien de matériels sont restés abandonnés dans leurs cartons, faute des conditions nécessaires pour leur installation (technique, maintenance, formation…) ? Avec la survenue de la Covid-19, de telles propositions sont également réapparues. Nous, les chargés de la gestion avons toutes les difficultés à faire passer nos choix, en accord avec des évidences scientifiques obtenues grâce aux mécanismes de contrôle mis en place. Compte tenu de l'émotion, il arrive que des décisions soient prises très rapidement et ce, sans tenir compte de l'avis des techniciens. Ceci nous amène à l'achat de certaines choses (équipements, matériels, intrants, etc.) qui sont inutiles et inutilisables. Nous avons également été confronté à d'autres situations qui au-delà du geste qui se voudrait solidaire, ont généré gaspillage et dépenses inutiles pour l'Etat guinéen. Que dire de recevoir des médicaments ou des vaccins, mais dont la date de réception s'avère proche de la péremption, nous obligeant à débourser de l'argent pour leur destruction ? J'aimerais également attirer l'attention des partenaires sur le choix des experts. Afin de pouvoir renforcer les structures techniques mises en place, il se doit d'être fait avec des experts soigneusement choisis et reconnus en la matière pour mieux exécuter leur mission. Cette partie me rappelle mes leçons sur « comment aider les décideurs à prendre des décisions judicieuses ? » C'est le lieu de rendre hommage au Professeur Sénécal qui, avec d'autres Guinéens tel que Dr. Amadou Sylla, nous ont donnés ces cours en 1993 à Maferinya (Forécariah) à l'intention des jeunes cadres futurs gestionnaires des urgences, épidémies et catastrophes. Nous devons nous baser sur des évidences, les réalités de terrain, les données épidémiologiques et les différentes orientations de l'OMS pour orienter les décideurs à prendre des décisions judicieuses. Les émotions constatées durant les épidémies font que ce schéma est interféré aux différents niveaux et qui occasionnent la prise de certaines décisions inappropriées. Nous ne sommes pas contre le fait qu'il y ait des techniciens à l'étranger qui veulent venir nous aider, mais nous devons privilégier la confrontation pour que nous puissions voir toutes les facettes des uns et des autres afin de s'assurer qu'il n'y a pas d'intérêt caché. Quand il y a un événement, tout le monde est sous l'émotion, mais nous devons chercher également l'intégrité des cadres Nationaux pour éviter toutes les failles. Nous ne devons pas continuellement avoir des choses sous la main dont nous n'avons même pas besoin et qui exposent l'Etat à des dépenses pharaoniques.

Voilà entre autres les trois catégories d'opportunistes que je tenais à signaler dans ce livre pour que cela serve de boussole à la future génération en termes de riposte. Car, quand l'argent se fait de plus en plus rare, il faut maximaliser son utilisation vers des interventions efficaces susceptibles de donner des résultats de contrôle sanitaires très rapidement.

Je regrette de constater au niveau International, qu'un grand nombre de ces phénomènes se sont accentués durant la gestion de la pandémie de Covid-19. Il est temps pour nous de lancer notre cri de cœur pour améliorer la gestion de la riposte aux épidémies :

— Premièrement, la place de la géopolitique est de plus en plus prépondérante dans la gestion de la riposte. Je ne m'étendrai pas trop là-dessus, mais nous avons pu mesurer avec amertume son impact, principalement dans la gestion et dans la distribution des vaccins pour sauver des vies. Je pense que l'Humanité va continuer à être menacée notamment par les changements climatiques, "ne serait-il pas temps que tous les Pays se donnent la main pour faire face aux phénomènes qui mettent notre vie collective et nos interactions en danger ?"

En matière de riposte, les considérations géopolitiques sont infondées. En effet, dans bien d'autres domaines, ces Pays collaborent. Par exemple dans le domaine scientifique, dans le commerce, etc. Il y a des relations bilatérales très poussées entre ces Pays. "*Pourquoi ne pas faire prévaloir ces relations bilatérales pendant des situations où la vie de nos citoyens est mise en danger ?*" J'invite les décideurs du monde entier à mettre en avant le côté humanitaire dans nos rapports. Nous savons que la vie a un début et une fin. Certains naissent et d'autres meurent. Il en est ainsi malheureusement du cycle de la vie. Quand nous sommes dans une lutte humanitaire pour réduire le nombre de décès, nous n'avons pas le droit de laisser mourir nos citoyens mais nous devons utiliser tous les moyens utiles, quelle que soit leur provenance, pour rendre humanitaires nos actions et sauver des vies. Donc, c'est un cri de cœur que j'émets pour éviter cette influence qui freine nos actions de riposte ; cette influence que certains Pays utilisent pour faire valoir leur niveau économique. Pour moi, toute cette parade n'est pas nécessaire. Notre unique but doit être la sauvegarde des vies en période d'épidémie.

— Le deuxième point en termes d'opportunisme est le manque d'alignement, de transparence et de redevabilité de la part de beaucoup de nos partenaires intervenant dans la riposte qui sert de terreau à ce fléau. La Guinée a fait un effort pour faire la typologie des partenaires en fonction des piliers de la riposte. "*Mais qu'est-ce qui se passe en général* ?" En fonction de la capacité de mobilisation de nos partenaires, chacun veut être présent dans tous les piliers de la riposte, à tous les fronts. Chose qui rend difficile la coordination de leur intervention et suscite des interférences. La coordination de la gestion de la riposte dans le pays doit bénéficier du soutien au plus haut niveau pour éviter des confrontations sur le terrain que nous visons.

Toujours chez les partenaires, nous constatons l'utilisation d'experts. Parfois le nombre d'experts recrutés sur le fonds alloué au Pays est démesuré par rapport à l'ampleur même du problème. Mais malgré que le Pays a dénoncé ce phénomène pendant la grande épidémie d'Ébola, le phénomène s'est à nouveau répété durant la seconde épidémie d'Ébola survenue à 2021 à Nzérékoré. Pour la riposte contre la Covid-19, nous avons en revanche constaté l'effet inverse, comme si décéder de la Covid-19 était moins important que d'Ébola. Il y a eu plus d'experts présents sur les trois ou quatre sous-préfectures exposées à Ébola qu'au niveau de la Covid qui a touché pratiquement tout le pays, preuve d'un problème d'intérêt caché qu'Ébola a entraîné. De plus, cela a délocalisé beaucoup d'experts venus pour la Covid, malgré les cris de cœur de la partie Nationale.

Lors de la première épidémie qui a occasionné 3814 cas d'Ébola, nous avons eu à dénoncer la présence d'environ 500 experts dans les hôtels qui, dont la présence en dehors des réunions de coordination, avaient eu peu d'impact sur la mise en œuvre opérationnelle de nos interventions. Cette fois-ci, le même phénomène s'est répété pour la seule préfecture de Nzérékoré ayant enregistré 23 cas d'Ébola, nous avons compté environ 200 experts dans les différents hôtels. Quand nous comparons cela par rapport à la valeur et à l'ampleur même de la maladie, nous trouvons cet effectif disproportionné et tous ces experts-là ont été payés avec une somme importante sur les fonds alloués au Pays dans le cadre de la riposte.

La Guinée a reçu des félicitations par rapport à sa contribution à la riposte de la maladie à virus Ébola en République démocratique du Congo avec satisfécit de l'OMS et du Gouvernement Congolais. De nombreux experts Guinéens ont même pu faire des études post universitaires dans les domaines d'intervention de riposte d'Ébola. "*Alors pourquoi, lors ce nouvel épisode, beaucoup de partenaires, au lieu d'utiliser ces agents formés et aguerris ont préférer recruter d'autres experts entrainant ainsi une mise en concurrence avec les autres structures opérationnelles locales, qu'eux-mêmes avaient contribué initialement à mettre en place ?*" Cette démarche est en contradiction avec les efforts de la Communauté Nationale et Internationale qui a investi dans les ressources Humaines locales durant la grande épidémie d'Ébola et la résilience durant les années 2016-2020.

— En somme, si j'aborde ce chapitre, c'est pour attirer l'attention de l'ensemble des partenaires techniques et même financiers. Ils ont beaucoup plus d'intérêt à investir pour renforcer les structures Nationales au lieu de mettre un système de concurrence ou de dépendance du système National. Cela affaiblit l'efficacité de l'utilisation de leurs ressources. La Guinée a mis en place un organe après la grande épidémie d'Ébola où nous avons les personnes ressources dans toutes nos localités. Les utiliser à bon escient est bien plus rentable que recruter de nouvelles personnes de façon unilatérale. Dans 99% des cas, le Ministère de la Santé n'a pas été mis au courant ni associé à leur recrutement, à plus forte raison l'Agence Nationale de Sécurité Sanitaire. Je profite donc de cet écrit pour critiquer certains profils de formation des agents recrutés. Ce recrutement n'a pas été fait sur la base technique pour jauger l'efficacité des agents sur le terrain. Nous voulons qu'avec ces partenaires que nous mettions en place une procédure de sélection consensuelle pour définir ces profils et leur nombre sur le terrain avant tout recrutement qu'ils soient de provenance Nationale ou Internationale. Nous regrettons que des cadres ou experts aient été recrutés et dont les actions ont entraîné des conflits sur le terrain.

— En outre, je terminerai par des activités que je qualifierai tout autant d'opportunistes pour leur efficacité très douteuse. Je veux parler des activités liées aux activités de sensibilisation et de contrôle sanitaires menées par certains acteurs, dans les points d'entrée de certaines localités et frontières terrestres. Les agents recrutés n'ont le plus souvent pas reçu de formations requises et le choix de plusieurs agents communautaires par partenaire dans une même localité s'est révélé contreproductif.

# Leçons à tirer

Je commencerais par dire que la gestion des activités de riposte contre les épidémies en Guinée durant les dix dernières années a connu beaucoup d'amélioration par l'introduction de nouvelles réformes telle que la nouvelle technologie qui a revigoré les différents piliers de riposte.

— Parmi ces principaux piliers, la Surveillance occupe une place de premier plan. Elle consiste à collecter des données par le biais d'une politique de surveillance à base communautaire, les plateformes communautaires et les communes de convergence. Cette politique a été certes prometteuse mais force est de constater que dans sa mise en œuvre, nous avons rencontré assez de difficultés liées à la formation des agents de santé, des équipements, des personnels de différentes circonscriptions.

Le mécanisme de gestion des données au niveau communautaire n'a pas été clair, de surcroît, les personnels relevant de ces différentes communautés ne s'en sont pas appropriés. Pour moi, la communication, l'engagement des acteurs et la mobilisation sociale sont déterminants dans le recueillement des données. Pour que la population adhère à un système de surveillance et accepte de fournir certaines données, il faut qu'elle en soit au préalable, bien informée. Cela établit une confiance entre les populations et nous.

Pendant la collecte des données, nous avons l'obligation de tenir compte des coutumes et des réalités selon les communautés. Sans la prise en compte de cet aspect, il est difficile de convaincre un malade pour qu'il nous révèle les symptômes de sa maladie. Par ailleurs, l'enregistrement et la transmission des données collectées ont connu une nette amélioration dans ce sens parce que le transport des personnes vers les centres de traitement se faisait à pied ou à vélo. Il faut noter le changement des radios VHF pour les téléphones et l'informatique. Ce bond technologique a beaucoup amélioré notre système de transmission des données.

Cependant en dépit de cette disposition technologique, nous avons besoin encore de renforcer l'utilisation des outils informatiques par endroit, avec une mise à disposition à tous les niveaux pour pouvoir qualifier davantage ce processus de transmission et de traitement des données.

— L'autre étape consiste à l'utilisation des données. Cela nécessite l'implication de tous les acteurs qui ont pour tâche d'analyser et de traiter ces différentes données de façon efficiente afin de les transmettre aux instances de prise de décisions. Le premier réflexe après avoir collecté une alerte, c'est d'abord de vérifier l'information. Cela nécessite une investigation afin de valider le type d'alerte et déterminer son ampleur ainsi que la communauté concernée. À partir de la nature de l'alerte, s'il s'agit d'un phénomène inhabituel, l'instance prend des décisions de réponse à cette alerte. Cette étape de vérification est primordiale.

Pendant cette étape, l'économie de temps est impérative, car il faut réagir avec promptitude dans la mesure où il y a possibilité de propagation ou d'extension de la maladie.

Il reste le mécanisme de coordination entre différentes structures chargées de la collecte. Je veux parler du niveau Communautaire, Sous-Préfectoral, Préfectoral et même National.

Il y a eu des efforts qui ont été produits en mettant des organes à chaque niveau. Ce sont ces différents organes qui relèvent du niveau Communautaire jusqu'au bureau National qui est l'ANSS. Cette structure doit être entretenue, autopsiée et capable de s'adapter au contexte actuel très changeant dû au changement de l'environnement. Face au risque croissant d'épidémies à gérer, nous devons nous approprier d'équipements techniques de dernière génération, afin de qualifier notre mécanisme d'opérations des alertes.

De nombreux documents techniques ont été élaborés dans le cadre de la formation des différents acteurs. Ces documents sont liés au fonctionnement des centres de prise en charge, à la mise en place des plateformes communautaires pour la surveillance à base communautaire. Ils seront distribués à tous les acteurs. Nous devons poursuivre la formation continue et la formation initiale à travers l'implémentation et l'institutionnalisation de la SIMR (Surveillance Intégrée de la Maladie et de la Riposte) et aussi l'épidémiologie de terrain à travers les cours de FETP à tous les niveaux dans le but de former assez de cadres pour parer aux insuffisances de ressources Humaines que nous constatons. La clé de la qualification de notre système de surveillance de la collecte des données au niveau communautaire en passant par la préfecture jusqu'à la centrale doit être pour nous un objectif en perpétuelle qualification. Il faudra que nous essayons de faire les revues au moins 2 fois par an pour pouvoir identifier nos différentes lacunes afin d'y apporter des solutions correctives.

— On en vient à présent au deuxième pilier qui est le laboratoire. Comme le dit quelqu'un : *« sans le laboratoire, la surveillance est aveugle »*, car c'est le laboratoire qui permet de mettre en évidence l'origine de la maladie. Que ce soit d'origine bactérienne ou chimique, le laboratoire permet de mettre le doigt sur le germe ou la substance responsable de la maladie.

Le laboratoire a aussi favorablement évolué dans ces dernières années en Guinée. Pour le petit rappel, en 2014, à l'époque d'Ébola, les premiers échantillons ont été transportés en France (Lyon) pour analyse. Ce qui nous a pris beaucoup de temps et d'efforts pour son expédition mais maintenant nous pouvons nous réjouir d'avoir des laboratoires de confirmation sur place. Dans un premier temps, nous voulons renforcer les laboratoires dans chaque région administrative. Après viendra le tour des Préfectures afin de raccourcir notre délai de riposte.

— Quant à la Prise en Charge, il est vrai qu'en Guinée nous avons traversé trois périodes où nous n'avions pas de centres d'isolement de nos cas de maladie à potentiel épidémique. Ces prises en charges se faisaient dans les centres de médecine générale, d'urgence et de pédiatrie. À partir de 2014, nous avons pu mettre en place des centres d'isolement que nous sommes en train de renforcer. La problématique constatée surtout en cette année 2021 est que nous sommes en train de gérer quatre épidémies en même temps et que nous ne pouvons pas les mettre tous dans les mêmes centres. La leçon à tirer à ce niveau, c'est que nos capacités d'isolement semblent être très faibles et nous devons mener des réflexions sur la façon dont nous pouvons raccourcir le délai de la mise en place de centres d'isolement complémentaires. J'opte pour des chapiteaux que nous pouvons pré-positionner, déplacé en moins d'une semaine pour faire face à un nombre croissant de cas. Un autre cri de cœur est pour l'acquisition de nouvelles molécules afin de prendre en charge le plus promptement possible les sujets victimes de la maladie. La poursuite de la formation des agents de prise en charge doit être programmée car chaque maladie a sa spécificité sur le plan thérapeutique.

— Le quatrième point reste la Mobilisation Sociale. Tout au long de nos efforts de mobilisation sociale qui est passée par plusieurs étapes, nous nous sommes rendu compte cette année que depuis 2020 lors de cette épidémie de Covid-19 et aussi de celle d'Ébola, que nos approches ont des insuffisances. Nous avons mis l'accent sur l'aspect communication à travers les masses média mais le niveau communautaire n'était pas suffisamment pris en compte.

Selon les enquêtes socio-anthropologiques, nous devons beaucoup plus utiliser les leaders communautaires, les ressortissants et travailler avec la communauté pour accepter nos interventions et susciter leur adhésion. Cela a commencé à porter fruit et nous devons continuer à y réfléchir pour apporter les corrections nécessaires qui peuvent passer aussi par des formations de nos différents acteurs de riposte en notion de socio-anthropologie, comme « *l'homme et son milieu* ». Ainsi, à partir de ces notions, nous pourrons mieux aborder les communautés souvent exposées à l'émotion, à la psychose, à la peur, et aux maladies avec l'aide de psychologues pour résoudre les problèmes de santé publique.

— Le cinquième aspect est la Gestion des Ressources Humaines, Matérielles et Financières. Nous savons que la gestion des ressources est un pilier fondamental pour la réussite de nos interventions. Certes, elle reste l'un des problèmes les plus difficiles à gérer sur le terrain. "*Comment répondre aux besoins pressants de la riposte en temps réel* ?" Cela nécessite un mécanisme de gestion qui s'adapte au contexte épidémique. Je vote pour un logiciel de gestion où nous pourrons bien renseigner, où nous pourrons aussi suivre les matériels reçus et avoir une lisibilité sur leur déploiement à travers nos mécanismes de riposte. Nous savons aussi qu'il y a eu des matériaux qui ont été mobilisés dont l'utilisation pratique n'était pas adaptée par rapport à nos interventions. Mon cri de cœur ici est que la riposte ne soit plus vue par certains comme une activité de rescousse mais plutôt comme une opportunité d'emplois. Les qualités des ressources humaines que nous mobilisons ne sont pas adéquates par rapport au profil et à la nature de nos interventions. Je demande à ce que toutes les ressources humaines recrutées, que ce soit au niveau des partenaires, au niveau National, aient la qualité requise, car la qualité de la riposte en dépend énormément. Nous avons constaté une disproportion entre le nombre de personnes envoyée pour faire une intervention par rapport à la quantité requise. Évitons la politique des drapeaux. L'esprit d'équipe doit être vraiment mis en avant. Cette politique crée par endroit des conflits interpersonnels et freine nos interventions. Nous invitons les uns et les autres à ce que ce chapitre-là soit très bien retenu pour que nous puissions rendre les interventions professionnelles avec des Hommes et des Femmes aguerris et engagés de façon Humanitaire afin que la riposte soit faite dans un délai assez court au lieu de passer tout le temps à régler des problèmes de conflits d'intérêt personnel lié à la gestion des ressources humaines. Il faut mobiliser également les logistiques roulantes pour que les expéditions dans les lieux impartis soient faites en temps réel. Il faut même utiliser de temps en temps des hélicoptères pour transporter dans certains lieux enclavés le personnel d'intervention et certains intrants sensibles tels que les vaccins.

— La partie la plus compliquée reste la coordination. Non seulement il faut coordonner les interventions en tant que telles mais il faut coordonner les partenaires présents, le niveau National, les aspects stratégiques et les aspects opérationnels. Ce travail prend énormément de temps et d'efforts sur le Pays. La mise en place des plateformes de réunion, de visioconférence, de partages d'information et la cartographie des interventions sont la clé pour une meilleure coordination. Avec toutes les équipes qui participent, il faut que chacun accepte la collaboration, c'est une équipe soudée qui gagne. Il faut éviter aussi que chaque partenaire intervienne au niveau de tous les piliers de la riposte. Ils doivent faire en sorte que le rôle des différents partenaires entre le niveau stratégique et le niveau opérationnel soit très bien clarifié et accepter l'idée que le seul leader d'exécution en Guinée, est la structure Nationale. Chaque partenaire doit accepter les principes du

Ministère de la Santé qui sont l'alignement, la redevabilité et la transparence. Donc, aidez-nous à renforcer nos structures dans l'avenir. La tentative de substitution ou la mise en parallèle des structures affaiblit non seulement les structures et la capacité même de riposte au niveau National mais aussi affecte la pérennité de nos actions. Nous invitons les uns et les autres à plus d'esprit d'équipes et de compréhension. Si vous voulez nous aider, appuyez-nous et mettez-vous derrière nous au lieu de vous mettre devant nous. Je tiens beaucoup à ce que tous les partenaires qui viennent puissent respecter ces principes de base. De l'autre côté, de temps en temps, nous constatons que les profils des experts qu'on nous envoie ne sont pas adéquats par rapport à la riposte. J'aurais souhaité que la plupart des experts recrutés, que ce soit au niveau Local ou au niveau International, que l'État Guinéen à travers le Ministère de la Santé approuve les termes de références avant leur recrutement. En dernier lieu, j'invite tous les partenaires à travers ce chapitre à comprendre le fait que pour aider, nous devons nous mettre dans la posture de soutien et non de donneur de leçons qui, parfois, est contreproductif.

En ma qualité de coordinateur durant plusieurs années de riposte aux épidémies en Guinée, je crois que le meilleur guide d'intervention est les réalités du terrain. Faisons en sorte que nos connaissances théoriques soient adaptables au contexte dans lequel nous nous trouvons en prenant surtout en compte les avis des acteurs locaux et de la population bénéficiaire qui est la cible de nos interventions. Ceci pourra nous permettre d'éviter d'avoir des conflits d'approche constatés dans les réunions de coordination et autres activités.

— Le septième point est la Gestion des Émotions et de l'Opportunisme. Nous savons que dans ces derniers temps, la plupart des épidémies que nous avons sous la main ont entraîné beaucoup d'émotions sur le plan de la production des rumeurs, de la diffusion des fausses informations et des interventions des uns et des autres. Dans la majorité des cas, ces choses interfèrent dans nos interventions de riposte. Ces émotions doivent être très vite détectées et contrôlées. Les acteurs de riposte doivent en tenir en compte non seulement pour vérifier les rumeurs mais aussi donner des informations factuelles, scientifiques et vérifiées au fur et à mesure. Car le manque de communication crée la confusion et donne l'occasion aux gens de faire leur propre interprétation avec le risque d'influencer le comportement des uns et des autres. Nous devons renforcer l'information des populations sur les risques d'épidémie et sur les structures de gestion dans nos localités. Ainsi alertées, si elles font face à des problèmes inhabituels dans leur communauté, elles sauront vers quelle structure s'adresser et quelles sont les dispositions prises par l'État et par les partenaires pour pouvoir leur venir en aide. Une telle communication en permanence en temps de paix comme en temps de riposte est fondamentale, car elle permet de réduire la place de l'émotion par suite d'incompréhension au phénomène qui est en face de nous. L'Homme a toujours besoin d'être informé. Nous devons continuer à renforcer nos efforts de communication. Certes, ce n'est pas facile. Notre Pays est insuffisamment couvert par nos radios locales et il n'y a pas un logiciel suffisant qui puisse donner en temps réel et en permanence des informations auprès de nos communautés qui, le plus souvent, s'informent à travers les voyageurs, les ressortissants qui viennent pendant la fête et cela donne libre cours aux rumeurs. Voilà un défi pour nous pour pouvoir un jour voir toutes ces chaînes d'éducation sanitaire et de communication marcher. Les communications doivent être intensifiées au niveau communautaire et il faut préparer nos communautés à l'arrivée des nouveaux événements inattendus pour voir comment nous pouvons nous donner les moyens nécessaires pour les gérer.

— L'autre partie concerne les opportunistes. De plus en plus, nous avons constaté que dans tous les piliers de la riposte, l'instinct de gain personnel est en train d'envahir les uns et les autres au détriment de l'appui humanitaire et de la solidarité en cas de danger public comme les maladies et les urgences d'ordre sanitaire. Pour cela j'invite les différents acteurs, qu'ils soient Nationaux ou Internationaux, les décideurs, les partenaires techniques et même financiers (PTF) à se dire que c'est un domaine dans lequel nous devons réfléchir. Je pense que l'opportunisme est devenu une menace qui ne cesse de grandir au sein de nos piliers et cela interfère dans nos efforts de riposte. Cette menace doit être immédiatement circonscrite. Nous devons la prendre avec moins de légèreté, ceci dans l'intérêt de nos futures luttes contre les maladies à potentiel épidémique.

# CONCLUSION

Après avoir passé en revue les piliers de la gestion de la riposte, nous invitons tous les gestionnaires et acteurs de la riposte à faire prévaloir un certain nombre de valeurs pour non seulement accélérer le contrôle des épidémies en vue de réduire leurs conséquences économiques et sociales mais aussi rendre plus humanitaires nos interventions de riposte. La victoire de toute riposte contre les épidémies réside dans la qualité de la préparation des différents acteurs. Nous souhaiterions que l'accent soit mis, en période de résilience, sur des solutions correctrices aux insuffisances relevées dans les différents piliers pour améliorer notre performance dans la gestion des épidémies.

— À travers cet ouvrage, j'invite tous les acteurs et décideurs, à tous les niveaux, à faire une revue de la gestion des urgences des épidémies en vue de les rendre plus humanitaires à travers le respect des valeurs universelles approuvées par plusieurs Conventions Internationales, comme l'Équité, l'Accessibilité, l'Intégrité et la Solidarité. Les Hommes sont faits pour vivre ensemble et les épidémies constituent une menace pour notre cohabitation. Agissons ensemble pour parer à cette menace et renforçons nos capacités de riposte à travers la coopération et la solidarité.

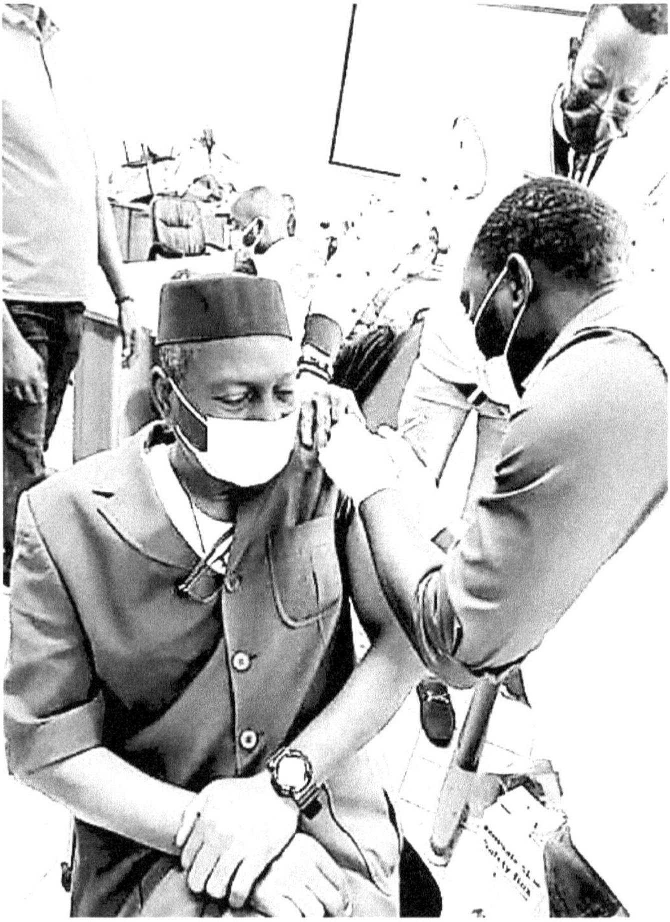

# REMERCIEMENTS

Tout au long du parcours de ma carrière, j'ai eu des interactions avec de nombreuses personnes parmi lesquelles, on y trouve les membres de la famille, des amis (es), des autorités et des collaborateurs.

Grâce à leur interaction, j'ai acquis de l'expérience et exécuté des activités ou des missions qu'ils trouvent ici l'expression de ma profonde gratitude et reconnaissance.

La liste étant longue, je vais citer quelques catégories de personnes dont la contribution m'a permis d'acquérir des compétences pour améliorer la conduite des missions qu'on m'a confié et aussi écrire le présent ouvrage.

1. Rédaction de l'Ouvrage

| N° | Prénom et Nom | Profession |
|---|---|---|
| 1 | Sansy Kaba Diakité | Directeur de l'Harmatan Guinée |
| 2 | Oumar Sivory Doumbouya | Socio Anthropologue |
| 3 | Sandrine. Segot | Expertise France |

2. Collaborateurs de Service

| N° | Prénom et Nom | Profession |
|---|---|---|
| A. Coordination ANSS | | |
| 1 | Bouna Yattassaye | Directeur Général Adjoint |
| 2 | Fodé Ibrahima Kandia Camara | Consultant |
| 3 | Momo Camara | Chef service des Ressources Humaines |

| | | |
|---|---|---|
| 4 | Boubacar Diallo | Consultant |
| 5. | Salomon Corvil | Résidant Conseiller FETP |
| B. Chefs de Département | | |
| 1 | Moussa Koné | Surveillance |
| 2 | Moumié Barry | Prise en Charge |
| 3 | Yakaria Touré | COU-SP |
| 4 | Thiany Camara | Logistique |
| 5 | Sory 2 Kiera | Communication et Mobilisation Sociale |
| C. Chefs d'Unité | | |
| 1 | Lamine Keita | Gestionnaire des données |
| 2 | Halimatou Keita | Immunisation |
| 3 | Yakouba Savané | RSI |
| 4 | Enogo Koivopgui | Investigation et Riposte |
| 5 | Ibrahim Bah | Relation Opérationnelle |
| 6 | Mama Dian Sow | Renforcement de Capacité |
| 7 | Dimai Ouo Kpamy | Suivi-Évaluation |
| 8 | Jean Traoré | Communication et Médias |
| 9 | Sékou Oumar Magassouba | Mobilisation Sociale |
| 10 | Amara Kouyaté | Approvisionnement |
| 11 | Moussa Kourouma | Engins Roulants |
| 12 | Fatoumata Chérif | Cheffe Prélèvement |
| 13 | Mamadou Alpha Diakité | Soutien Opérationnel |
| D. Services d'Appui | | |
| 1 | Baba Alimou Barry | Chef Agence Comptable |
| 2 | Kabinet Souaré | SAF |
| 3 | Sarata Condé | Contrôleur Financier |
| 4 | Joseph Saoul Camara | Comptabilité Matière et Matériel |

| | | |
|---|---|---|
| 5 | Dianka Nabé | Assistant Directeur Général |
| 6 | Hawa Diakité | Secrétaire Directeur Général |
| 7 | Aboubacar Dembo Diaby | Assistant Directeur Général |
| 8 | Zézé Camara | Assistant Directeur Général Adjoint |
| 9 | Sekou KEITA | Chauffeur |
| 10 | Bandjou Sidibé | Chauffeur |
| E. Chargés d'Études | | |
| 1 | Ibrahima Sory Sacko | Gestionnaire Musée |
| 2 | Fatoumata Lamarana Diallo | Gestionnaire Bibliothèque |
| 3 | Fatoumata Yarie Conté | Suivi-évaluation |
| 4 | Fatoumata Keita | Gestionnaire des Données |
| 5 | Sory Condé | Gestionnaire des Données |
| 6 | Naby Camara | Investigation et Recherche |
| 7 | Vokpo Lamah | Investigation et Recherche |

À travers cette liste, mes remerciements s'adressent à tout le personnel de l'ANSS pour leurs franches collaborations, disponibilités, loyautés et esprit d'équipe.

— Je ne saurais terminer cette liste de remerciement sans faire référence à de nombreux experts ou travailleurs des ONG, Agences du système des Nations Unies, cadres du Ministère de la Santé ou autres institutions Nationales et Internationales intervenants dans la riposte dont la collaboration nous a permis d'améliorer nos performances.

— Permettez-moi de citer quelques personnes qui m'ont côtoyé de façon très fréquente je voudrais à travers eux, leurs exprimer ma profonde reconnaissance. Ce sont :

| N° | Prénom et Nom | Profession |
|---|---|---|
| 1 | Lise Martel | Directrice CDC bureau Guinée |
| 2 | George Alfred Ki-zerbo | Représentant OMS Guinée |
| 3 | Pierre M'Gom | Représentant UNICEF Guinée |
| 4 | Adama Ouedraogo | Programme Santé UNICEF |
| 5 | Mamadou Oury Baldé | OMS |
| 6 | Amadou Barry | OMS |
| 7 | Abdoulaye Wonn | OIM |
| 8 | Youssouf Traoré | Président de la CRG |
| 9 | N'Faly Magassouba | Laboratoire Fièvre Hemorragique |
| 10 | Moussa Konaté | Directeur Général PCG |
| 11 | Mamadou Boye Keita | Laboratoire Nongo |
| 12 | Kaba Kourouma | Laboratoire INSP |
| 13 | Abdoulaye Touré | Directeur Général INSP |
| 14 | Mamadou Saliou Bah | Directeur Général des Laboratoires |
| 15 | Yolande Hijazy | Présidente Conseil Scientifique |
| 16 | Sékou Condé | Secrétaire Général Ministère de la Santé |
| 17 | Yaghouba Barry | Chef de Cabinet du Ministère de la Santé |
| 18 | Mohamed Lamine Yansané | Conseiller principal du ministre de la Santé |
| 19 | Bachir Kanté | Conseiller chargé de la Communication |

| | | |
|---|---|---|
| 20 | Abdoulaye Kaba | Bureau de stratégie et de Développement |
| 21 | Mamady Kourouma | Conseiller chargé de la Politique Sanitaire |
| 22 | Mohamed Awada | Président commission prise en charge |
| 23 | Fatou Siké Camara | Directrice CHI Nongo |
| 24 | Sandy Kola Tolno | Directeur Hôpital Sino guinéen |
| 25 | Tata Gackou | Directrice Régionale de la Santé Ville de Conakry |

— Mes remerciements vont également à l'endroit des autorités à savoir, les membres du comité Interministériels de riposte, Monsieur le Ministre de la Santé, Monsieur le Ministre Conseiller chargé de COVID-19 à la Présidence et son excellence Monsieur le Président de la République, le professeur Alpha CONDÉ pour leurs bienveillances soutiens à la riposte contre les épidémies.

# BIBLIOGRAPHIE GÉNÉRALE

1. Anne Fagot-Largeault., (1989), Les causes de la mort, histoire naturelle et facteurs de risque, (Paris : Vrin).

2. Anne Hardy., (1993), the epidemic streets: infections disease and the rise of preventive medicine, 1856-1900, (Oxford: Clarendon Press).

3. R. Beaglehole, R. Bonita, T. Kjellström., Éléments d'épidémiologie, (1994), éd. OMS.

4. Goldberg, M., (1990), L'épidémiologie sans peine, éd. Frison-Roche, Paris.

5. Florence Bernault., (2020), Quelques enseignements de l'histoire des épidémies en Afrique, le monde d'aujourd'hui, P. 61-76.

6. E.J.L. Hardy et P. Flori., (2021), Spécificités épidémiologiques de la Covid-19 en Afrique : préoccupation de santé publique actuelle ou future? Annales pharmaceutiques Françaises.

7. G. Brücker et A. Canestri., (2000), Épidémiologie des priorités de santé dans les Pays pauvres, santé publique et pays pauvres, ADSP.

8. S. Kéita., (2021), Ma lutte contre Ébola en Guinée, L'Harmattan Guinée, Paris.

9. Evans Nicholas G. et al (éd) (2016), Message d'Ébola : santé publique et médecine au XXIème siècle, Presse MIT.

10. OMS., Surveillance intégrée des maladies et riposte dans la région Africaine : manuel de formation à la surveillance à base communautaire, Bureau Régional de l'OMS pour l'Afrique, 2015, 50 pages.

11. Le guide de formation FTP et SIMR.

## Table des matières

## Structures éditoriales du groupe L'Harmattan


**L'Harmattan Italie**
Via degli Artisti, 15
10124 Torino
harmattan.italia@gmail.com

**L'Harmattan Hongrie**
Kossuth l. u. 14-16.
1053 Budapest
harmattan@harmattan.hu

**L'Harmattan Sénégal**
10 VDN en face Mermoz
BP 45034 Dakar-Fann
senharmattan@gmail.com

**L'Harmattan Cameroun**
TSINGA/FECAFOOT
BP 11486 Yaoundé
inkoukam@gmail.com

**L'Harmattan Burkina Faso**
Achille Somé – tengnule@hotmail.fr

**L'Harmattan Guinée**
Almamya, rue KA 028 OKB Agency
BP 3470 Conakry
harmattanguinee@yahoo.fr

**L'Harmattan RDC**
185, avenue Nyangwe
Commune de Lingwala – Kinshasa
matangilamusadila@yahoo.fr

**L'Harmattan Congo**
67, boulevard Denis-Sassou-N'Guesso
BP 2874 Brazzaville
harmattan.congo@yahoo.fr

**L'Harmattan Mali**
ACI 2000 - Immeuble Mgr Jean Marie Cisse
Bureau 10
BP 145 Bamako-Mali
mali@harmattan.fr

**L'Harmattan Togo**
Djidjole – Lomé
Maison Amela
face EPP BATOME
ddamela@aol.com

**L'Harmattan Côte d'Ivoire**
Résidence Karl – Cité des Arts
Abidjan-Cocody
03 BP 1588 Abidjan
espace_harmattan.ci@hotmail.fr


## Nos librairies en France


**Librairie internationale**
16, rue des Écoles
75005 Paris
librairie.internationale@harmattan.fr
01 40 46 79 11
www.librairieharmattan.com

**Librairie des savoirs**
21, rue des Écoles
75005 Paris
librairie.sh@harmattan.fr
01 46 34 13 71
www.librairieharmattansh.com

**Librairie Le Lucernaire**
53, rue Notre-Dame-des-Champs
75006 Paris
librairie@lucernaire.fr
01 42 22 67 13

www.ingramcontent.com/pod-product-compliance
Lightning Source LLC
LaVergne TN
LVHW010944051026
849532LV00003B/1129